天津市科普重点项目

医患交流·癌症防治与康复系列丛书

乳腺癌
百问百答

名誉主编	刘　红			
主　　编	齐立强	宋玉华	王　晴	
副 主 编	孙敬岩	林　颖	郝春芳	
	王　昕	聂建云		
主　　审	陈前军	傅佩芬	刘　慧	
顾　　问	顾　林	孙　刚	陈　波	

编　　委（按姓氏汉语拼音排序）

曹伟红	董钦龙	杜诚勇	陈璐艳	陈耀敏
洪　云	吉东娅	贾辛婕	贾　岩	金紫凝
李东保	李军楠	李　展	刘　程	刘家斌
刘嘉琦	刘伟光	刘　彧	吕可真	马　颖
毛淑平	莫雄飞	孙　博	田君伟	王常安
王惠杰	王坚楠	王利军	王文彦	王　杰
王　蓉	魏巴金	徐龙秀	杨　梅	杨蓓蓓
杨晓燕	姚　佳	姚敏亚	叶丽君	殷竹鸣
张竞文	赵　敏	郑瑞林	周富林	邹洁雅

天津出版传媒集团

天津科技翻译出版有限公司

图书在版编目(CIP)数据

乳腺癌百问百答 / 齐立强, 宋玉华, 王晴主编. —天津 : 天津科技翻译出版有限公司, 2017.6

(医患交流·癌症防治与康复系列丛书)

ISBN 978-7-5433-3693-3

Ⅰ.①乳… Ⅱ.①齐… ②宋… ③王… Ⅲ.①乳腺癌–诊疗–问题解答 Ⅳ.①R737.9–44

中国版本图书馆 CIP 数据核字(2017)第 112854 号

出　　　版:天津科技翻译出版有限公司
出 版 人:刘 庆
地　　　址:天津市南开区白堤路 244 号
邮政编码:300192
电　　　话:(022)87894896
传　　　真:(022)87895650
网　　　址:www.tsttpc.com
印　　　刷:天津市银博印刷集团有限公司
发　　　行:全国新华书店
版本记录:700×960 16 开本　7.25 印张　75 千字
　　　　　2017 年 6 月第 1 版　2017 年 6 月第 1 次印刷
　　　　　定价:18.00 元

丛书编委会名单

名誉主编　王　平　李　强

名誉副主编　赵　强　刘　莉　高　明　郝继辉

　　　　　张晓亮　黑　静　陈可欣　王长利

丛书主编　张会来

丛书编委　(按姓氏汉语拼音排序)

陈旭升　崔云龙　戴　东　胡元晶

刘　勇　齐立强　宋　拯　宋天强

宋玉华　王　鹏　王　晴　王晟广

杨吉龙　姚　欣　于海鹏　岳　杰

赵　博　赵　军　赵　鹏　赵金坤

郑向前　庄　严　庄洪卿

丛 书 序

　　随着我国社会经济的发展以及老龄化的加速,恶性肿瘤的发病率呈逐年上升的趋势, 已成为严重威胁人民生命与健康的首要疾病。我国肿瘤防控目标是降低发病率,减少死亡率。许多研究表明,肿瘤是可以预防或改善预后的,1/3 的恶性肿瘤可以预防,1/3 通过早期发现、诊断后可以治愈,另外 1/3 通过合理有效的治疗不仅可以改善肿瘤患者的生活质量,也可以使患者的生存期得到延长。但普通公众,一方面对于肿瘤的发生、发展等一般知识缺乏了解,很多人都谈癌色变;另一方面,对肿瘤诊断、治疗的水平的提高认识不足,认为肿瘤就是绝症,因而影响了预防及治疗。因此,提高健康意识、普及肿瘤防治相关科学知识是目前医务工作者和普通公众共同面临的一项艰巨任务。

　　天津医科大学肿瘤医院作为我国规模最大的肿瘤防治研究基地之一,以严谨求实的治学作风培养了一大批医学才俊。这套《医患交流·癌症防治与康复》系列丛书就是由该医院的优秀青年专家以科学研究与临床实践为依据,从普通公众关心的问题出发编写而成。对肺癌、胃癌、结直肠癌、食管癌、乳腺癌、恶性淋巴瘤,以及肝胆胰、妇科、甲状腺等常见肿瘤,从读者的角度、以问答的形式概述了各肿瘤病种的致病因素、临床表现,以及诊断、治疗、康复知识。其目的在于答疑解惑,交流经验,给予指导和建议,提高患者及公众对肿瘤防治的认识,克服恐惧,进而开展有利的预防措施,正确对待肿瘤的治疗方法,接受合理的康复措施。

本套丛书内容客观、全面,语言通俗、生动,科学性、实用性强,不失为医学科普书籍的最大创新亮点与鲜明特色。

郝希山

中 国 工 程 院 院 士
中国抗癌协会理事长

前　言

　　乳腺癌是女性常见的恶性肿瘤,严重威胁女性的生命和健康。在西方发达国家,其发病率居于恶性肿瘤前列。我国虽然属于乳腺癌低发国家,但近年来由于生活方式的改变和筛查的大面积开展,我国乳腺癌的发病率呈现快速上升的态势。而且,较之西方国家,我国乳腺癌患者发病年龄比较低,这就更加重了患者的心里负担。

　　随着现代医学的不断进步,乳腺癌的诊治无论在基础科研还是在临床实践方面都取得了令人瞩目的巨大进步。乳腺癌的治疗模式从最早的单一手术治疗发展到手术、化疗、放疗、内分泌治疗及靶向治疗等综合治疗模式;治疗理念从过去的千篇一律的治疗方式发展到根据患者不同的乳腺癌分子分型而进行个体化精准治疗。"治疗做减法,以最小的治疗获取最大的治疗效果"的治疗观念已经逐步深入医疗工作者的内心。

　　本书的编写者都是活跃在临床一线的青年专家和骨干专科医生和护士。他们不仅紧跟国际前沿,对乳腺癌研究进展有着较为深入的认识和了解,也非常了解乳腺癌患者的心理和需求。

　　本书以问答的形式,详细而且深入浅出地介绍了乳腺癌的预防、筛查、发病机理、病理特征、治疗相关问题以及康复注意事项等。

相信本书的面世会给广大乳腺癌患者带来切实有益的帮助和指导。

刘　红

2017 年 3 月

目　录

诊断疑问

基础疑问

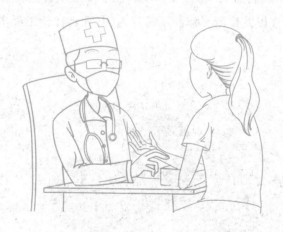

1 什么是乳腺癌？

乳腺，是哺乳动物特有的标志。乳房直径平均大小为 10~12cm，平均中央厚度为 5~7cm。乳腺位于前胸壁，由腺体组织和致密的纤维基质构成。腺体里有众多的小导管共同贯穿汇集于开口到乳头，多数乳腺癌起源于最后一级导管系统。乳腺的外上部位腺体组织最丰富，所以，一半的乳腺癌会发生于该区域。虽然患乳腺癌者 99% 为女性，但男性也占 1%。大多数乳腺癌都是由正常细胞经过一系列加速增长或者癌前病变发展而来的，这一过程通常需要很长时间，甚至数十年。这一过程的关键阶段分别称为增生、非典型增生、原位癌和浸润性癌。2015 年中国癌症统计数据表明，乳腺癌是中国女性中最常见的癌症，占所有女性癌症的 15%，且发生率和死亡率呈上升趋势。幸运的是，随着对乳腺癌的筛查以及诊治工作的不断深入，其死亡比例正逐步明显降低。

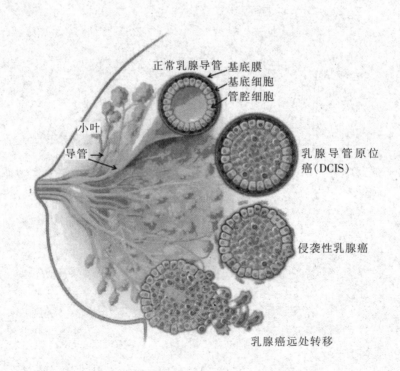

正常乳腺导管 基底膜
基底细胞
管腔细胞
小叶
导管
乳腺导管原位癌（DCIS）
侵袭性乳腺癌
乳腺癌远处转移

2 乳腺癌离我们远不远？

乳腺癌这一名词对我们并不陌生。近几年，最为观众们熟知的"林妹妹"陈晓旭之后，年仅 33 岁的歌手姚贝娜因乳腺癌复发去世。加上 2013 年著名好莱坞影星安吉丽娜·朱莉接受预防切除术等事件后，人们在对姚贝娜惋惜不已的同时，更是感慨乳腺癌似乎离我们并不遥远。全球每 3 分钟即确诊一名女性患乳腺癌，每 13 分钟即有一名女性因该病去世。乳腺癌无疑已成为威胁女性生命的"第一杀手"。近年来，我国乳腺癌的患者数量逐年递增，且发病年龄越来越小，特别是在北京、天津、上海以及沿海省市明显高发。

3 乳腺癌的危险因素有哪些？

(1)乳腺癌家族史。较无家族史者，有家族史者患乳腺癌的危险高 1.5~3 倍，尤其是对于直系女性亲属(例如生母或同胞姐妹)患有乳腺癌者。

(2)内分泌因素。月经初潮小于 12 岁，绝经大于 50 岁，超过 40 岁未孕或初次足月产大于 35 岁者。

(3) 有乳腺疾病既往史。有良性乳腺疾病既往史会增加患相应癌症的风险；不典型导管、小叶增生将使乳腺癌的发病风险增加 4~5 倍；若同时一级亲属患有乳腺癌，则风险将增长至 10 倍。

(4)哺乳史。生育未哺乳，或者哺乳的时间过短，都会增加乳腺癌患病的风险。

(5)饮食因素。长期高脂的饮食习惯，易导致营养过剩，引起肥胖，从而可能增加乳腺癌的风险。

(6)电离辐射。电离辐射和乳腺癌之间的关系已明确，增加暴露剂量后可观察到乳腺癌发病风险增加。对于乳腺良性疾病史的女性，其暴露于较低电离辐射也将增加乳腺癌的发病危险。

(7)药物因素。一些化疗药物在治疗肿瘤的同时，其自身也有一定的致癌作用，如烷化剂可诱导多种实体肿瘤的发生。另外，多种药物(如利舍平、吩噻嗪和三环类药物)都会促进催乳素的合成，从而增加罹患乳腺癌的风险。

(8)职业因素。有研究提示，从事美容、药物制造等职业的女性，其罹患乳腺癌的风险增高。

(9)非胰岛素依赖型糖尿病。胰岛素属于乳腺癌细胞的生长因子,非胰岛素依赖型糖尿病的高胰岛素血症可直接影响乳腺癌的发生。

4 哪些人容易患乳腺癌?

目前已达成共识,即符合以下几种因素的妇女较易患乳腺癌。

(1)遗传因素。有家族史,如一级或二级亲属即母亲、姐妹等患有乳腺癌的女性,乳腺癌的患病风险高 1.5~3 倍;如有两位患乳腺癌时,则患病的概率将提高 7 倍。

(2)与月经相关的因素。初潮年龄早于 12 岁;行经周期长,行经年龄长,也就是绝经年龄晚的女性,其乳腺癌发病率也是增高的。

(3)与生育相关的因素。未生育、非母乳喂养以及第一胎足月产母亲年龄超过 35 岁的女性,其乳腺癌患病概率均增高。

(4)乳腺良性病病史。曾经得过经病理证明为乳腺不典型性增生的妇女,患乳腺癌的危险增加。

(5)饮食和生活习惯。超重、高脂高热量饮食、缺乏运动、长期过量饮酒、外源性激素(如蜂王浆、蜂胶、花粉均含有植物或者动物性激素)摄入过量者,以及使用激素替代疗法来缓解更年期综合征者,其乳腺癌发病率会增高。

(6)心理精神方面。现在人们的生活节奏变快,各方面压力也随之增加,极易致使内分泌系统失衡甚至紊乱。

5 月经与乳腺癌之间有关系吗?

现今业界达成共识是,月经初潮和绝经的时间,都与乳腺相关疾病有着千丝万缕的关联。

(1)月经初潮年龄提前到 12 岁(正常为 17 岁)的女性,患乳腺癌的风险要高 2.2 倍。此外,女孩月经初潮的年龄每推后 1 年,患病概率降低 20%。

(2)月经初潮年龄提前至 12 岁或更小,并迅速形成月经周期的女孩,比月经延后(大于 13 岁)且需长时间形成经期的女孩,患乳腺癌的概率升高 4 倍。

(3)月经初潮后在一年中就形成了月经周期者,比在 5 年内或更久才形成经期者,患病的概率高 2 倍。

(4)月经周期的长短与乳腺癌患病关系密切。患病女性的经期显著缩短，即平均约为 26.4 天，而对照组则为 28.6 天。

(5)月经的绝经期较晚(约 50 岁)的女性与 45 岁前绝经者相比，其患病概率要高 1 倍。绝经过早(年龄低于 35 岁)者，患病概率仅为正常年龄绝经者(即 50 岁之后)的 30%。行经 40 年比 30 年的女性患病概率增加 1 倍。需要注意的是，绝经后妇女，其雌激素和孕激素的含量均降低，但有些人使用雌激素的替代药物，来升高雌激素水平，这将刺激乳腺导管上皮细胞增生，从而可能增加罹患乳腺癌的风险。

6 乳腺癌是不治之症吗？

对于乳腺癌的防治，若能采用有效的防治措施，每年定期体检，做到"三早"，即早期发现、早期诊断、早期充分而有效地治疗，则大部分患者会达到满意的疗效。有资料指出，早期的乳腺癌患者其 5 年治愈率可达 90% 左右。该病治疗方法如今已经比较成熟，分别有手术治疗、化疗、放疗、靶向治疗、内分泌治疗、免疫治疗等，医生会根据每个患者不同的肿瘤分期及病理情况制订针对性的综合治疗方案，使治疗更加有的放矢，从而提高治愈率。

7 穿戴文胸与乳腺癌的发病有关系吗？

虽然网络上近期流传着所谓"文胸致癌论"，但穿戴文胸并不会增加乳腺癌的患病概率。2014 年美国西雅图 Fred Hutchinson 癌症研究中心进行的一项大型病例对照研究显示，文胸的罩杯尺寸、每日佩戴文胸的平均时长、佩戴的文胸是否带钢圈以及第一次佩戴文胸的年龄等因素与绝经后女性乳腺癌的发

温馨提示

合适的文胸可以避免和减轻女性因月经周期的改变而引起的乳房胀痛和不适。所以从舒适健康的角度而言，我们建议女性朋友们选择适合自己的文胸并尽量避免穿戴文胸睡觉。

生并没有关系。此外,美国癌症协会(American Cancer Society)总结了与生活习惯相关的乳腺癌危险因素,佩戴文胸并未列入其中。

8 哪些不良习惯与乳腺癌有关?

(1)不健康的饮食习惯。肉类在经高温烤烧或煎炸后会产生名为 AH(异常胺)的致癌成分。此外,过度高脂饮食,将使体内雌激素水平提高,导致乳腺癌患病风险增加。

(2)酗酒。有研究表明,女性若每日饮白酒 2~5 杯,乳腺癌的发病风险较滴酒不沾者高出 40%。

(3)不良情绪。对于极易带有负面情绪(如焦虑紧张、压抑忧伤、急躁易怒等)的女性,因其长时间受负面情绪影响,内分泌系统功能失调,从而使机体内环境紊乱,免疫力降低,容易诱发癌肿。

(4)婚育史。长期独身不生育或者在婚后不育的女性,分娩的年龄超过 35 岁的女性,多次实行人工流产手术等都可能引发乳腺癌。

(5)长期使用电子产品。如今人们都不可避免地长期处于各种电子产品的电离辐射环境中,其中特别是白领和"手机党"们,其乳腺癌的诱发风险比一般人高 40%。

(6)熬夜。熬夜会使女性褪黑激素的分泌减少,且夜间明亮的灯光会降低褪黑激素的分泌,增加癌症的发病危险。

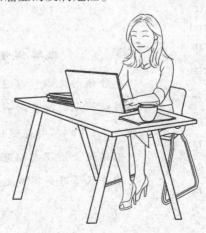

(7)便秘。研究发现,便秘者粪便中存在与已知的几种致癌物质相似的一种致癌因素。其经肠道吸收后,可随血液进入对其非常敏感的乳腺组织,因此乳腺癌的发病可能性也就明显地增加了。

(8)常用激素类药品或化妆品。女性如果过多使用含激素类的美容产品,可能会引起体内激素分泌异常,有的女性因此而延迟绝经,使得乳腺受雌激素的刺激过久,从而引发乳腺癌。

9 情绪对乳腺癌的影响有多大？

情绪即是人对于事物所产生的精神体验。中医学指出,乳腺癌的产生原因是多方面的,并且对乳腺癌与情绪、精神的关系已有了详尽的认识:乳腺肿瘤的发生、进展与患者精神状态相关;人的情绪变化过度会引起生理变化而导致患病。

当代医学实践也证实,导致乳腺癌发生的原因是各个方面的。虽然乳腺癌细胞的生物学等多方面研究已经有了很大的发展,但乳腺癌的直接发病原因和确切的发生、发展的机制还未阐明。目前公认,乳腺癌的发生是遗传因素和环境互为因果的产物。在环境因素中,情绪、压力对女性乳腺癌的影响被人们越来越多地重视起来。就乳腺癌而言,精神因素不仅导致其发病,而且还直接影响病情的发展、治疗和预后等;同时,精神因素还与人体神经、免疫、内分泌等几大系统都有不同程度的关联,可不同程度地影响疾病的发生、发展过程。当前国内外就精神因素对乳腺癌影响的研究,在许多方面都已经达成共识:①乳腺癌的发生、发展与精神因素关系紧密;②个性类型可对癌的机体易感程度产生一定程度的影响;③对患有癌症的患者,积极的精神状态可改善治疗效果,而消极者往往会导致病情恶化加速;④采取适当的精神心理调理措施,可增强人体的抵抗能力,从而起到一定的防癌、抗癌甚至是治疗癌症的效果。

10 肥胖对乳腺癌的影响有多大？

说到肥胖,大家首先想到的疾病是糖尿病、高血压、心脏病等众多慢性疾病。然而,据世界卫生组织不完全统计,全球肿瘤病例中25%~35%与肥胖有直

接关系。英国著名医学杂志《The Lancet》(《柳叶刀》)刊文说：一个迄今为止此领域最大型的流行病学调查发现，有 10 种癌症其患病风险与肥胖明显相关，包括白血病、甲状腺癌、肝癌、胆囊癌、结肠癌、肾癌、卵巢癌、子宫癌、宫颈癌和乳腺癌。

那么什么叫作肥胖？为什么肥胖就易罹患乳腺癌呢？

(1)我们首先看看什么是肥胖。

国际上评价人体胖瘦的标准是计算 BMI(体重指数)。方法非常简单。把身高和体重带入公式即可。BMI=体重(千克)÷(身高×身高)(米)。

成人的 BMI 数值

- 过轻：低于 18.5。
- 正常：18.5~24.99。
- 过重：25~28。
- 肥胖：28~32。
- 非常肥胖：高于 32。

举例说明，身高 1.6 米的女性，体重 55 千克，她的体重指数 BMI=55(千克)÷(1.6×1.6)(米)=21.5。这个女性的体重指数在正常范围。

不适用 BMI 的情况

- 未满 18 岁。
- 运动员。
- 正在做重量训练。
- 怀孕或哺乳中。
- 身体虚弱或久坐不动的老人。

此外，还可用更准确的"体脂率"这一指标来判断肥胖与否。体脂率衡量的是人的体内成分中脂肪组织所占的比例。体脂率的正常值分别为 15%~18%(男性)和 25%~28%(女性)。

(2)肥胖显著提高了罹患乳腺癌的风险。

研究认为，体重高于正常值的女性，乳腺癌患病率显著增高，且与摄入过量动物性脂肪有关。由于肥胖者体内堆积过多脂肪，且往往会摄入大量的脂肪和蛋白质,刺激内分泌系统,导致血浆中的雌激素和催乳素含量增加。此外,超重会增加人的心、肺、肾等实质器官的负担。随之脏器的功能也因而下降,以致影响人体正常活动。有研究指出,女性发胖后,其患乳腺癌的危险性会大大提高。若设定正常体重的绝经期前女性患乳腺癌的风险性为1,则偏重者为2.1,肥胖者为2.98。尽管女性在60岁后其卵巢的功能会发生减退,雌性激素含量锐减,乳腺癌的患病率理应降低;然而,超重的老年女性脂肪含量多,同样可以形成雌性激素,促使乳腺癌的发生。还有研究发现,闭经后5年即超过60岁的患者,检测其乳腺组织中雌性激素受体水平,肥胖者的阳性率为75%,而对照组为62%,可见存在显著

温馨提示

为预防乳腺癌的发生,建议改善饮食结构,降低能量的摄入,控制体重增加,这对老年女性(大于60岁)尤为重要。

差异,也提示了肥胖的老年女性患病与雌激素的影响密不可分。

(3)肥胖的乳腺癌患者是不是容易发生复发和转移?

这是乳腺癌患者普遍关注的疑问,目前已经有明确的结论:3个大型的荟萃分析研究都指出,确诊乳腺癌时肥胖的患者较体重在正常范围内的患者,不管是复发和转移的风险,还是死亡的风险均有所增加。另有几项研究表明,乳腺癌确诊后1年,BMI增加2.0以上或体重增长5千克以上的患者,其死亡风险将有所增加;因进行药物治疗而导致闭经的患者中,体重增长大于5.9千克的乳腺癌患者组,比对照组的死亡危险提高1.6倍。由此可见,将体重控制在正常值范围内对乳腺癌患者的预后改善十分重要。

患乳腺癌的朋友们,现在计算一下自己的BMI数值是否肥胖?为了改善预后,我们是不是应该努力采取行动了?

11 服用避孕药会引起乳腺癌吗?

口服避孕药是育龄人群常用的避孕方式之一。用于女性的口服避孕药主

要化学成分是雌激素和孕激素。其中雌激素是女性体内的一种重要的性激素，研究证实，它可以刺激乳腺上皮细胞的生长和增殖。然而，如果雌激素水平长时间持续高于正常水平，它可能在刺激乳腺细胞增殖的同时，导致极少数乳腺上皮细胞的生长失去控制，这种失控的异常的细胞增殖最终可能会诱发为乳腺癌。除了与乳腺癌的发生有关，乳腺癌的进展也与体内雌激素升高密切相关。如果乳腺癌患者口服避孕药，有可能外源性摄入较多雌激素，促进一部分乳腺癌细胞分裂繁殖，引起病情进展。研究发现，经常服用避孕药女性的乳腺癌发病风险会升高 50%，但服用含低剂量雌激素避孕药女性的乳腺癌发病风险却没有明显变化。2012 年 9 月，一项发表在《英国癌症期刊》(*British Journal of Cancer*)上的研究显示，与普通女性相比，过去 10 年里每 10 万名服用避孕药的女性中，患乳腺癌的病例会多出 50 例，而患卵巢癌的病例则会减少 12 例，即在过去 10 年里服用避孕药的女性患卵巢癌的风险降低了近一半。

12 婚育、哺乳、流产对乳腺癌的发生有什么影响？

目前关于乳腺癌的流行病学研究发现，正常生育和哺乳是乳腺癌患病的保护因素：终身未婚者发生乳腺癌的危险是已婚者的 2 倍；乳腺癌危险性随着首次足月分娩年龄的增加而上升，初产年龄>30 岁者比<20 岁者危险度高 4~5 倍，未婚育妇女的危险性与首次生育年龄>40 岁的妇女相似。此外，研究还发现，正常妊娠和哺乳次数越多，乳腺癌患病风险相对越低；两次足月妊娠间隔时间越短，一生发生乳腺癌的危险越小。正常生育、哺乳的保护效应可能主要与两方面因素相关：①妊娠和哺乳期间，身体处于相对较低的雌激素水平，减少了乳腺组织暴露于高雌激素水平的机会,进而减少患病机会;②妊娠和哺乳促进了乳腺组织细胞由幼稚形态走向成熟,增加了乳腺细胞抵抗致癌因素的能力。然而,研究发现,人工流产是乳腺癌的危险因素,它可能会增加乳腺癌的风险,并且这种危险性随着流产次数的增加而上升。

13 放射线照射与乳腺癌的发生有关系吗?

放射线照射可能损伤机体,导致机体细胞发生变异甚至癌变。乳腺是对放射线比较敏感的器官之一。研究证实,乳腺癌的发生与辐射因素有一定的相关性,并且,放射线导致乳腺细胞癌变的风险的高低取决于患者初次照射时的年龄大小:<20岁接受照射的,其乳腺癌发生风险最高;20~45岁患者的风险也是保持较高水平;>45岁者风险明显下降。当然,放射线照射次数和单次的照

温馨提示

对于乳腺癌患者,放射线又有其积极的一面。一定剂量的放射线局部照射能杀死癌细胞,达到治疗肿瘤的目的,其治疗效果在临床研究及实践中都得到了充分证实和肯定。

射剂量也是与乳腺癌患病风险呈正相关的。至于临床放射线相关的检查,例如X线片、乳腺钼靶片、CT检查等,只要遵照医生的建议实施,并且控制好检查的频次,其促癌风险是可以控制的!多数专家建议,对于35岁以下的妇女,不宜用乳腺钼靶作为常规普查。

14 哪些食物可增加患乳腺癌的风险?

目前为止,尚无证据表明某一种具体的食物能直接导致乳腺癌。但研究发现,长期进食高动物脂肪、高动物蛋白、高热量食物、低纤维素饮食是乳腺癌的主要诱发因素之一。原因可能是长期、大量的上述食物摄入,造成营养过剩,导致肥胖,而脂肪中的类固醇可以在体内转变为雌激素,促使癌细胞发

生、发展。

15 良好的饮食习惯可以预防乳腺癌吗?

不良生活方式及饮食习惯显著增加了患乳腺癌的概率。因此,建立良好的饮食习惯,控制高热量、高动物脂肪、高动物蛋白的进食,尽量多吃新鲜蔬菜、水果,同时加强锻炼,对预防乳腺癌大有裨益。值得一提的是,长期的酒精(乙醇)摄入,也是乳腺癌患病不容忽视的危险因素。

16 男性会患乳腺癌吗?

男性也有少量乳腺腺体及导管,因此男性也会患乳腺癌! 乳腺癌发生于男性并不多见, 国内外报道占乳腺癌病例数的 0.5%~1%。确切病因并不十分清楚,目前研究发现可能与以下因素有关。

(1)性染色体异常。有研究表明,发病患者的睾丸小,曲细精管纤维化和玻璃样变。尿内垂体促性腺激素增多和性染色体异常称为 Klinefelter 综合征。在此情况下,其乳腺癌发病率较正常男子高 20 倍。

(2)内外源因素导致的雌激素水平增加或者雄激素、雌激素水平不平衡可能是发病的原因。发病者多有男性乳房发育、内分泌异常和肝功能损害等,肝脏对雌激素灭活功能减低,导致体内雌激素相对过多。

(3)有乳腺癌家族史的男性,特别是携带 BRCA2 基因突变的家族,男性乳癌发病率会有所升高。

(4)其他。放射性物质接触、乳腺局部损伤、临床治疗应用雌性激素等,也可诱发乳腺癌。

温馨提示

区域淋巴结转移早,54%~80%的患者早期即出现淋巴结转移。

由于男性乳腺体积小和其中淋巴管较短的解剖学特点,加之多为无痛性乳块,故就诊时多偏晚。约半数患者可出现皮肤发红、瘙痒、乳头回缩及乳头湿疹等现象。随着病变进展,肿物可以和皮肤粘连、固定,并出现"卫星"结节。

17 什么是家族聚集性乳腺癌?

乳腺癌不会传染,但是乳腺癌有明显的家族聚集倾向。母亲在绝经前曾患双侧乳腺癌,其女儿患乳腺癌的危险性为一般妇女的 9 倍,而且乳腺癌患者的第二代出现乳腺癌的平均年龄约比一般人提早 10 年。姐妹当中有患乳腺癌的女性,危险性为常人的 3 倍。家族聚集性乳腺癌是指在一级和二级亲属中有乳腺癌患者,但并未达到遗传性乳腺癌的标准。定义尚未统一,目前日本定义如下。

(1)一个家族中除了第一例乳腺癌患者,在一级亲属中有 3 例或更多乳腺癌患者。

(2)一个家族中除了第一例乳腺癌患者,在一级亲属中有 2 例或者更多乳腺癌患者,并且至少 1 例满足下列条件之一:发病时年龄<40 岁,同时或先后出现双侧乳腺癌,同时或先后出现非乳腺恶性肿瘤。这部分乳腺癌占整个乳腺癌人群的 5%~10%,这类乳腺癌具有发病年龄早、双侧发病、多中心病灶等特点。大部分遗传性乳腺癌与乳腺癌易感基因(BRCA-1、BRCA-2)有关。现在已知的除 BRCA-1 和 BRCA-2 外,还有 p53、PTEN 等基因。

18 乳腺癌的具体预防措施有哪些?

到目前为止,尚不能完全阐释乳腺癌的发病原因,因此,还不能从病因的层面完全预防乳腺癌。虽然欧美国家通过研究发现,服用他莫昔芬、雷洛昔芬、来曲唑等药物 5 年能降低乳腺癌高危人群患病的风险,但实际临床上应用的情况低于 1%。针

温馨提示

对于携带 BRCA 基因突变的人,筛检频次应该略增加,甚至行预防性双侧乳腺切除术,这可使其乳腺癌发病危险降低 85%~90%。

对乳腺癌的一些高危因素,改变不良的生活方式,如缓解精神紧张、不熬夜、不吸烟、不酗酒、避免人工流产、建立良好的饮食习惯、顺应人类的自然生殖繁衍规律、尽量减少激素替代疗法等,有助于降低乳腺癌患病的风险。另外,做好乳腺癌的筛查工作,实现"早诊早治":35 岁以前,每月自检,半年至一年进行一次乳腺 B 超和外科检查;35 岁以上的妇女,除了上述检查,应考虑每1~2 年进行钼靶检查。

19 平时如何进行乳腺自检?

乳腺自检通常在月经后 7~10 天,这时乳房最松软,乳腺组织较薄,病变容易检出。主要包括视诊和触诊。

(1)视诊。最好站在或者坐在镜子前,双手叉腰,观察乳房外形、轮廓有无异常,举起双臂,观察双乳房外形、皮肤、乳头、轮廓有无异常。

(2)触诊。平卧于床上,被检查一侧上臂应该高举过头,背部垫以小枕头或折叠好的被单或毛巾,先用右手检查左侧乳房,用各指的掌面触摸,手指并拢平放,动作轻柔,切忌重按或抓摸。一般由外上、外下、内下、内上,最后是乳头、乳晕区,不能忽略乳腺的外上延伸至腋尾的部分。最后挤压乳头,注意有无液体流出,再用同样的方法检查腋窝有无肿大淋巴结。

20 为什么适时进行乳腺癌筛查至关重要?

乳腺癌筛查又称普查,分机会性筛查和群体筛查。机会性筛查是妇女个体主动或自愿到提供乳腺癌筛查的医疗机构进行相关检查,一般建议从 40 岁开始,高危人群可提前到 20 岁;群体普查是社区或单位

温馨提示

筛查已经能越来越早地发现早期乳腺癌,这不仅能达到早发现、早诊断、早治疗的目的,对女性而言,早期发现乳腺癌还能使部分患者拥有保乳的机会,能在很大程度上提高生活质量。

有组织地为适龄妇女提供的乳腺筛查,暂无推荐年龄。目前由于技术手段的广泛运用,筛查的意义显得越来越重要。

21 乳腺内触及的肿块一定是乳腺癌吗？还应该考虑哪些疾病？

乳腺癌是最常见的乳腺恶性肿瘤,约占乳腺恶性肿瘤的98%。临床症状主要表现为乳房内可触及的肿块,常为患者无意中发现的、单发、无痛性肿块,质硬,表面不光滑,与周围组织分界不清,不易推动。肿瘤侵犯皮肤或皮下组织,可以表现为"酒窝征""橘皮样"改变以及乳头回缩等症状。此外,乳腺肉瘤是乳腺较少见的恶性肿瘤,约占乳腺恶性肿瘤的2%,包括间质肉瘤、纤维肉瘤、血管肉瘤及淋巴肉瘤等,常见于50岁以上妇女,也以乳房肿块为主要临床体征,特点是肿块体积较大,分界明显,皮肤表面可见静脉曲张,一般可以推动。

但是,乳腺内触及的肿块并不一定就是乳腺癌,以下乳腺疾病均可触及乳腺内肿块,需要注意鉴别。

（1）乳腺囊性增生病。又称乳腺病,常见于中年妇女,是乳腺实质的良性增生,主要分为乳管及腺泡上皮增生。临床症状为乳房肿块及周期性胀痛,体检时可发现一侧或双侧腺体有弥漫性增厚,少数患者可有乳头溢液。该肿块呈颗粒状、结节状或片状,大小不一,质韧而不硬,增厚区与周围乳腺组织分界不明显。

> **温馨提示**
>
> 　周期性胀痛指疼痛与月经周期有关,即月经前疼痛加重,月经来潮后疼痛减轻或是消失, 有时整个月经周期都有疼痛。

（2）乳腺纤维腺瘤。是女性最常见的良性乳腺肿瘤,约占乳腺良性肿瘤的75%。高发年龄是20~25岁,其次是15~20岁及25~30岁。临床症状常表现为肿块,常不伴有明显的自觉症状。该肿块好发于外上象限,约75%为单发,少数为多发;肿块增大缓慢;质似硬橡皮球的弹性感,表面光滑,易于推动;月经周

期对肿块大小无影响。

(3)乳管内乳头状瘤。属乳腺良性肿瘤,约占乳腺良性肿瘤的20%,恶变率为6%~8%,常见于40~50岁女性。75%发生在大乳管近乳头壶腹部。一般临床无自觉症状,常因乳头溢液污染内衣而引起注意。乳头溢液有血性、暗棕色或黄色液体;肿瘤小,常不能触及,偶有较大肿块。为大乳管乳头状瘤时,可在乳晕区叩及直径为数毫米的小结节,多呈圆形,质软,可推动,轻压肿块,常有血性溢液从乳头溢出。

22 乳腺癌常见的临床症状有哪些?

乳腺癌患者常因无意中发现乳腺肿块就诊,具体临床症状如下。

(1)乳腺肿块。乳腺癌早期表现为患侧乳房出现无痛、单发肿块,常为患者无意中发现。肿块质硬,表面不光滑,活动度欠佳,在乳房内不易被推动。晚期可侵入胸筋膜、胸肌,以致肿块固定于胸壁而不易推动。

(2)乳腺皮肤局部改变。

● "酒窝征"由癌肿累及 cooper 韧带,使其缩短而致肿瘤表面皮肤凹陷所致。

● "橘皮样"改变:由皮下淋巴管被癌细胞堵塞,引起淋巴回流障碍,出现真皮水肿,皮肤呈"橘皮样"改变所致。

● 局部隆起:由肿瘤局部增大引起,常常伴有皮肤"橘皮样"改变。

● 皮肤溃疡:晚期患者如癌肿侵犯皮肤时,可出现多数小结节,甚至彼此融合,有时可溃烂形成溃疡,伴有恶臭,容易出血。

(3)乳头回缩、凹陷。由病灶临近乳头或乳晕侵入乳管,牵拉乳头所致。

(4)乳头溢液。有2.5%~3%的乳腺癌患者早期出现血性或是暗棕色乳头溢液。

(5)淋巴结转移。乳腺癌最初常见于腋窝淋巴结转移。肿大淋巴结质硬、无痛,可推动;随着肿瘤进展,转移淋巴结数目增多并融合成团,甚至与皮肤或是深部组织粘连,不易推动。

(6)特殊类型乳腺癌临床表现。值得特别提出的是以下两种乳腺癌

特殊类型乳腺癌

- 炎性乳腺癌:较少见,特点是发展迅速,预后差。局部皮肤呈炎症样表现,早期较局限,随着疾病的进展可扩展到乳房大部分皮肤,皮肤发红、水肿、增厚、粗糙、表面皮温升高。
- 乳头湿疹样乳腺癌:较少见,恶性程度低,发展缓慢。乳头有瘙痒、烧灼感,乳头和乳晕皮肤变粗糙、糜烂如湿疹样,进而形成溃疡,有时覆盖黄褐色鳞屑样痂皮。部分患者可于乳晕区扪及肿块。较晚可发生腋淋巴结转移。

23 哪些乳腺疾病会表现为乳头溢液(溢血)?

乳头溢液多数跟以下几种乳房疾病有关。

(1)乳腺导管扩张症。患有此病的部分患者,早期首发症状为乳头溢液。溢液的颜色多清亮透明,无色无味,少许会呈现淡咖啡色。溢液化验检查可见大量浆细胞、淋巴细胞而无瘤细胞。此病好发于 40 岁以上非哺乳期或绝经期妇女。

(2)乳管内乳头状瘤。溢液的颜色多为淡咖啡色,少许血性。瘤体多发生在邻近乳头的大导管部位,瘤体很小,带蒂而有绒毛,且有很多壁薄的血管,故易出血。化验检查时溢液内可找到瘤细胞。有时仔细触摸乳房,可发现乳晕下包块,质软、光滑、活动。

(3)乳房囊性增生。以育龄妇女多见。部分患者乳头溢液为黄绿色、棕色或无色浆液样,化验检查时溢液内无瘤细胞存在。此病有两个特点:一是表现为乳房周期性胀痛,好发或加重于月经前期,轻者多不被患者介意,重者可影响工作及生活。二是乳房肿块常为多发,可见于一侧或双侧,也可局限于乳房的一部分或分散于整个乳房;肿块呈结节状且大小不一,质韧不硬,与皮肤无粘连,与周围组织界限不清,肿块在月经后可有缩小。

(4)乳腺癌。部分乳腺癌患者有鲜红或暗红色的乳头溢液,化验检查时溢液内可找到癌细胞。后续检查可发现乳房内肿块,多位于近乳晕区,溢液因瘤体侵犯乳管所致。

24 身体出现哪些"信号",提示需要去医院排除乳腺癌诊断?

(1)乳腺肿块。80%的乳腺癌患者以乳腺肿块首诊。患者常无意中发现乳

腺肿块,多为单发,质硬,边缘不规则,表面欠光滑。大多数乳腺癌为无痛性肿块,仅少数伴有不同程度的隐痛或刺痛。

(2)乳头溢液。非妊娠期从乳头流出血液、浆液、乳汁、脓液,或停止哺乳半年以上仍有乳汁流出者,称为乳头溢液。引起乳头溢液的原因很多,常见的疾病有导管内乳头状瘤、乳腺导管扩张症和乳腺癌。血性溢液应进一步检查,若伴有乳腺肿块更应重视。

(3)皮肤改变。乳腺癌引起皮肤改变可出现多种体征,最常见的是肿瘤侵犯连接乳腺的皮肤和深层胸肌筋膜的 Cooper 韧带,使其缩短并失去弹性,牵拉相应部位的皮肤,出现"酒窝征",即乳腺皮肤出现一个小凹陷,像小酒窝一样。若癌细胞阻塞淋巴管,则会出现"橘皮样改变",即乳腺皮肤出现许多小点状凹陷,就像橘子皮一样。

温馨提示

乳腺癌晚期,癌细胞沿淋巴管、腺管或纤维组织浸润皮内并生长,在主癌灶周围的皮肤形成散在分布的质硬结节,即所谓的"皮肤卫星结节"。

(4)乳头、乳晕异常。肿瘤位于或接近乳头深部,可引起乳头回缩。肿瘤距乳头较远,乳腺内的大导管受到侵犯而短缩时,也可引起乳头回缩或抬高。乳头湿疹样癌,即乳腺 Paget 病,表现为乳头皮肤瘙痒、糜烂、破溃、结痂、脱屑、伴灼痛,以致乳头回缩。

(5)腋窝淋巴结肿。临床收治的乳腺癌患者 1/3 以上有腋窝淋巴结转移。初期可出现同侧腋窝淋巴结肿大,肿大的淋巴结质硬、散在、可推动。随着病情发展,淋巴结逐渐融合,并与皮肤和周围组织粘连、固定。晚期可在锁骨上和对侧腋窝摸到转移的淋巴结。

25 乳腺小叶增生指的是什么?可否演变为乳腺癌?

女性乳房是两个半球形的性征器官,位于胸大肌浅面,外上方形成乳腺腋尾部伸向腋窝,乳头位于乳房中心,周围的色素沉着区为乳晕。乳腺有 15~20 个腺叶,每个腺叶分成很多腺小叶,腺小叶由小导管(妊娠及哺乳期称为腺泡)组成。乳腺是许多内分泌腺的靶器官,其生理活动受多种激素的影响,育龄妇女在月经周期的不同阶段,乳腺的生理状态受各种激素的影响呈周期性变化,绝经后腺体组织萎缩,为脂肪组织代替。乳腺增生即小叶增生,多见于 25~45 岁女性,我国多以腺体增生为主,其产生机制:当

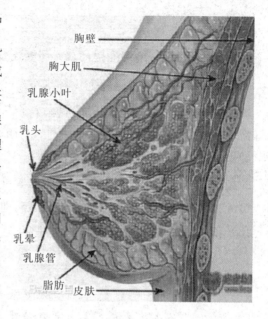

体内雌激素水平升高,刺激乳腺腺体内密布的雌激素受体,会使乳腺处于增生、充血状态。雌激素迅速下降后,乳腺组织本应该恢复原状,但每次又都难以完全恢复到之前的水平,总有一些"顽固分子"留下来。于是腺体越积越厚,特别是双乳外侧,增厚胀痛最为明显。故乳腺小叶增生本质上是一种生理与复旧不全造成的乳腺正常结构紊乱。据调查,有 70%~80% 的女性有不同程度的乳腺增生。

乳腺增生的主要症状是:①与月经周期相关的乳房胀痛,月经后疼痛减轻或消失。②乳房肿块,单侧或双侧,以外上象限多见;且大小、质地随月经呈周期性变化,月经前期肿块增大,质地较硬,月经后肿块缩小,质韧而不硬。临床上 95% 的乳腺小叶增生是单纯性增生,不会癌变。随着年龄的增长,至绝经后,女性体内的雌激素水平越来越低,乳腺组织退化,小叶增生也会慢慢好转。若乳腺小叶增生症状明显,乳腺增生灶局限在一侧乳房,特别是乳房的外上象限,则恶变的可能性大;若患者家族中有乳腺癌史,或切除增生灶后发现导管上皮增生显著,且伴有异型,需行后续治疗。总之,乳腺小叶增生属于良性病变,但存在恶变的可能,建议症状显著或既往有乳腺癌家族史的乳腺增生女性

定期行乳腺癌筛查。

26 乳腺纤维腺瘤是什么？可否演变为乳腺癌？

乳腺纤维腺瘤是由腺上皮和纤维组织两种成分混合组成的良性肿瘤,好发于青年女性, 与患者体内性激素水平失衡有关。乳腺纤维腺瘤还有腺纤维瘤、腺瘤之称,是由构成肿瘤的纤维成分和腺上皮增生程度的不同导致的。当肿瘤构成以腺上皮增生为主,而纤维成分较少时称为纤维腺瘤;若纤维组织在肿瘤中占多数,腺管成分较少时,称为腺纤维瘤;若肿瘤组织由大量腺管成分组成,则称为腺瘤。上述三种分类只是病理形态学方面的差异,其临床表现、治疗及预后并无不同,故统称为纤维腺瘤。

温馨提示

乳腺纤维腺瘤好发于乳房外上象限,呈圆形或卵圆形,临床多见 1~3cm,生长缓慢,妊娠或哺乳期时可急骤增长。极少数青春期发生的纤维腺瘤可在短时间内迅速增大,直径可达 8~10cm,称为巨大纤维腺瘤,仍属良性肿瘤。就目前的研究结果来看,乳腺纤维腺瘤和乳腺癌没有直接的关联,癌变的可能性非常低,几乎可以忽略。大多数纤维腺瘤完整切除后不易复发,不过对于单发过大的肿块,要当心低度恶性的分叶状肿瘤。特别是在孕期,纤维腺瘤生长速度快,且发展成为分叶状肿瘤的可能性大大提高。因此,明确诊断非常重要。

27 什么是炎性乳腺癌、急性乳腺炎？二者临床症状相似点与差异点有哪些？

(1)炎性乳腺癌是一种较少见的、预后差、转移率高的急性进行性乳腺恶性肿瘤,占全部乳腺癌发病率的 1%~4%。发病年龄为 45~54 岁,约 1% 发生在妊娠哺乳期。炎性乳腺癌 1814 年被报道,1924 年被 Tannenbaam 和 Lee 命名。炎性乳腺癌的 5 年生存率底,转移率高达 30%~40%。

(2)急性乳腺炎。由细菌感染所致的乳腺的急性化脓性感染,常在短期内形成脓肿,是乳腺管内和周围结缔组织炎症,多发生于产后哺乳期的妇女,尤其是初产妇更为多见。多由金黄色葡萄球菌或链球菌沿淋巴管入侵所致。以产后 3~4 周最为常见,故又称产褥期乳腺炎。病菌一般从乳头破口或皲裂处

炎性乳腺癌和急性乳腺炎的相似点

均可表现为乳房增大、变硬、皮肤红肿且发热及橘皮样改变,占据 1/3 乳房,触诊乳房普遍坚实,可伴腋窝淋巴结肿大。

侵入,也可直接侵入引起感染,本病虽然有特效治疗,但发病后痛苦,因乳腺组织破坏而引起乳房变形,影响哺乳。

28 乳腺恶性肿瘤包括哪些?

(1)非浸润性癌。包括导管内癌(癌细胞未突破导管壁基底膜)、小叶原位癌(癌细胞未突破末梢乳管或腺泡基底膜)及乳头湿疹样乳腺癌。此型属早期,预后较好。

(2)早期浸润性癌。包括早期浸润性导管癌(癌细胞突破管壁基底膜,开始向间质浸润)、早期浸润性小叶癌(癌细胞突破末梢乳管或腺泡基底膜,开始向间质浸润,但仍局限于小叶内)。此型仍属早期,预后较好。

温馨提示

早期浸润是指癌的浸润成分小于 10%。

(3)浸润性特殊癌。包括乳头状癌、髓样癌(伴大量淋巴细胞浸润)、小管癌(高分化腺癌)、腺样囊性癌、黏液腺癌、大汗腺样癌、鳞状细胞癌等。此型分化一般较高,预后尚好。

(4)浸润性非特殊癌。包括浸润性小叶癌、浸润性导管癌、硬癌、髓样癌(无

大量淋巴细胞浸润)、单纯癌、腺癌等。此型一般分化低,预后较上述类型差,且是乳腺癌中最常见的类型,占80%,但判断预后尚需结合疾病分期等因素。

(5)乳腺肉瘤是乳腺较少见的恶性肿瘤,约占乳腺恶性肿瘤的2%,包括间质肉瘤、纤维肉瘤、血管肉瘤及淋巴肉瘤等,常见于50岁以上妇女,也以乳房肿块为主要临床体征,特点是肿块体积可较大,分界明显,皮肤表面可见静脉曲张,一般可以推动。

诊断疑问

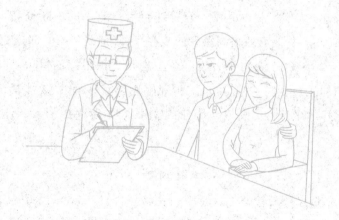

29 确诊乳腺癌的"金标准"是什么?

病理学作为肿瘤的诊断方法,是目前肿瘤诊断学中最广泛应用和准确可靠的方法,也是目前乳腺癌诊断的"金标准",包括细胞病理学检查、组织病理学检查。目前临床常用的方法有细针穿刺细胞病理学检查、粗针穿刺组织病理学检查及相关实验室检查(如免疫组化)等。乳腺标本的病理检查目的有两个:其一,确定患者疾病的性质;其二,如果证明是恶性肿瘤,需进一步搜集全部有关资料,以便临床做出最适当的治疗安排,如确定所用手术方式是否最合适,术后是否需要以及需要何种辅助治疗等。

30 穿刺活检在乳腺癌诊断中的作用? 有哪些注意事项?

乳腺癌是危害妇女健康最常见的恶性肿瘤之一,随着早期乳腺癌检出率的增加以及化疗、放疗和内分泌治疗等综合治疗效果的不断提高,新辅助化疗已普遍推广应用,能有效提高患者的生存率,降低复发率。部分晚期患者新辅助化疗后可降级手术,对患者生理及心理是一种很好的保护,同时新辅助化疗在早期即进行全身治疗,可以减少亚临床小转移病灶,缩小局部肿瘤,了解肿瘤对化疗的敏感性。所以,术前的定性诊断尤为重要。

温馨提示

乳腺癌的诊断方法很多,包括体检、乳腺 X 线摄片、B超、乳腺导管内镜等,但最终的确诊仍然要依靠病理学诊断。病理学检查是目前肿瘤诊断学中最广泛应用和准确可靠的方法,是肿瘤定性诊断的金标准。目前术前定性诊断的方法有细针抽吸细胞学(FNA)、粗针穿刺(CNB)、乳腺微创旋切术以及肿块切除或切取等方法。其中粗针穿刺目前应用最为广泛,CNB 诊断乳腺癌较 FNA、乳腺微创旋切术以及肿块切除或切取简便易行、创伤小、准确率及敏感性高并且价格低廉。对临床正确制订合理的治疗方案有一定指导意义。

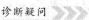

粗针穿刺取出小圆柱状组织块，制细胞涂片及组织切片，进行病理学检查。但 CNB 活检也存在自身的一些缺陷，如部分患者穿刺后仍不能定性诊断，可能有以下因素。

（1）肿块太小，B 超无法精确定位，活检针不能准确进入肿瘤中取材。

（2）病变细胞类型的特殊性，有文献曾报道乳头状癌 CNB 活检诊断有一定困难。

（3）病变组织含钙化灶或质地坚硬，穿刺针无法进入肿瘤内部，取不到肿瘤组织；穿刺针弯曲变形，穿刺失败，最终术后病理诊断明确为乳腺硬癌。

（4）肿块组织虽然较大，但只是肿瘤内部局部小范围为恶变者，穿刺针无法精确刺入局部病变组织。所以有时为了更精确地定性乳腺疾病，需要多次取材。

穿刺活检术的注意事项

- 术前已行 B 超、钼靶或 MRI 检查获得完整的影像学资料并做术前评估。
- 严格无菌操作。
- 穿刺点选择需要考虑进针长度以及手术方式。
- 局麻麻醉的范围应该包括穿刺点皮肤、针道以及肿物周围。
- 穿刺前对穿刺针进行测试，检查穿刺枪以及穿刺针是否完好。
- 激发穿刺枪前选择进针角度，避免损伤胸壁及皮肤。
- 左手固定好肿块，避免病灶移动。
- 每次穿刺结束后用无菌棉签按压穿刺点，术后局部加压包扎，避免出血。
- 检查穿刺物的质地、颜色、大小等，提高阳性率。
- 及时送检。

必须强调，病理检查也有一定的局限性，有时组织成像和临床症状和体征一样，不是所有的形态都有截然的界限，有时肿瘤良恶性难以区分并非罕见，病理诊断必须结合临床资料以及影像学检查资料，以便做出最为准确的诊断，为乳腺癌的治疗提供依据。

31 初次穿刺诊断时穿刺针的粗细有何讲究？

乳腺肿物的穿刺包括细针抽吸和粗针穿刺，可徒手进行或在影像学引导下进行。由于其简单方便，准确率高，目前已广泛应用于乳腺病变诊断。细针穿

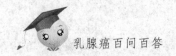

刺和粗针穿刺各有其优缺点,临床医生可根据肿物的性质及临床表现来选择。细针穿刺是细胞病理学诊断,临床多用于单纯囊肿、淋巴结穿刺,对病理医生要求较高。一般采用21~23号针头抽取细胞后涂片送检。

细针穿刺的优点在于操作简单、微创、快速、经济、安全和无需麻醉,但对瘢痕组织、坏死肿块抽取的细胞常较少;很难区分原位癌、浸润性乳腺癌;无法进行免疫组化检测。

粗针穿刺也称为空心针穿刺,包括真空辅助和无真空辅助两种。可在局麻下使用8~16号穿刺针,取得更多标本,以便进行组织病理学诊断,同时进行肿瘤免疫组化指标检测,假阴性率较细针穿刺大大降低,因此目前此方法作为乳腺癌诊断的标准。

32 对乳腺癌转移病灶有必要做活检吗?

乳腺癌是一种高度异质性的疾病,ER、PR、HER-2和Ki-67状态是判断其分子分型的重要指标,不同分子分型的乳腺癌具有不同的生物学特性,预后及治疗敏感性也不尽相同。以往对于复发转移乳腺癌的激素受体、HER-2和Ki-67状态的判断,主要是依靠乳腺原发病灶的免疫组化结果,来区分其分子分型及制订适合的治疗策略。

温馨提示

研究发现,有高达38%的乳腺癌患者的转移灶与原发灶的受体状况不一致,14%的患者因转移灶受体改变而调整治疗方案,HER-2状态也有类似情况。其原因与肿瘤异质性,以及肿瘤进展过程中耐药性转化有关。

根据欧洲ESMO指南,在乳腺癌术后出现可疑转移病灶时,建议行活检以明确诊断,同时再次检测肿瘤ER、PR、HER-2和Ki-67等状态。全球晚期乳腺癌专家共识还指出:尽管缺乏足够的循证医学证据,但专家倾向于根据转移灶的肿瘤亚型进行治疗决策。

33 乳腺癌有哪些病理类型？各有哪些临床特点？

乳腺癌目前国内多采用 WHO 2012 版的病理分型。

(1)非浸润性癌即原位癌。

● 导管内癌又称导管原位癌(癌细胞未突破导管壁基底膜)，临床特点多可触及肿块，肿块可位于乳腺任何象限，与皮肤无粘连，多数与周围组织界限不清，也有少部分患者不可触及肿块，表现为乳头糜烂、乳腺疼痛、不适或乳头溢液等。

● 小叶原位癌(癌细胞未突破末梢乳管或腺泡基底膜)，一般认为该病仅见于女性，且多发生于绝经前妇女，左乳较右乳稍多见，易发生于外上象限，临床无特殊性表现，无自觉不适，少数可有轻度疼痛或乳头溢液，一般不形成明确肿块。

● 导管内乳头状癌，临床表现为乳头出现血性、浆液血性或浆液性溢液，溢液可为持续性或间断性。有些患者在挤压乳腺时流出溢液，也有些患者无意中发现自己内衣或乳罩上有溢液污迹。个别患者可出现疼痛或有炎症表现。中央型导管内乳头状瘤较易出现乳头溢液，而外周型乳头状瘤很少出现溢液。由于乳腺导管内乳头状瘤瘤体小，多数情况下临床查体摸不到肿块。有些中央型乳头状瘤可在乳晕附近摸到结节状或条索状肿块，质地较软，轻压肿块引出溢液。外周型乳头状瘤发生在乳腺周围象限，若能触及肿块可在乳腺周边部位。

● 乳头湿疹样乳腺癌。

乳头湿疹样乳腺癌有三种临床类型

● 乳头糜烂型，仅表现为乳头糜烂、湿疹样改变症状。
● 混合型，乳头糜烂和乳腺肿块同时存在。
● 亚临床 Paget 型，只有乳腺肿块，未发现明显的乳头糜烂。

(2)微小浸润癌。导管内癌伴有微小浸润，浸润灶大小不超过 1mm。预后较好。

(3)浸润性特殊型癌。包括浸润性小叶癌，伴髓样特征的癌、小管癌、筛状癌、化生癌、腺样囊性癌、黏液性癌、黏液表皮样癌、伴大汗腺分化的癌、伴神经内分泌特征的癌、炎症型癌、浸润性乳头状癌、浸润性微乳头状癌。其中小管癌、筛状癌、腺样囊性癌、黏液性癌预后较好，而浸润性微乳头状癌预后较差。

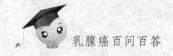

(4)非特殊型浸润性癌。即非特殊型导管癌,是浸润性癌中最常见的一种。临床多表现为乳腺肿块,可伴有淋巴结肿大,预后不佳。

(5)其他罕见癌。分泌性癌、富脂质癌、嗜酸性癌、皮脂腺癌等。

34 乳腺癌的影像学检查方法有哪些?各有什么利弊?

现在临床常用的乳腺影像学检查方法包括乳腺X线摄影(乳腺钼靶检查)、乳腺超声检查、MRI等。

(1)乳腺X线摄像主要运用于乳腺疾病的普查和乳腺癌的早期发现和早期诊断,其操作简单,价格相对便宜,且准确率高,尤其是对于导管内癌最为敏感。乳腺X线摄像已经成为乳腺癌首选的影像学检查方法,西方国家推荐用于50岁以上妇女乳腺癌筛查。常规一年一次乳腺X线检查的射线剂量低,不会危害妇女健康。X线检查的局限在于:仍有5%~15%的乳腺癌因各种原因呈假阴性;此外,由于中国女性的乳房多表现为致密型,导致X线诊断敏感性降低。

(2)乳腺超声是我国开展最为广泛的乳腺癌影像学检查方法。优点:①超声检查对患者无痛苦、无损伤、无放射性损害,可以反复进行,适合任何年龄;②操作简便,经济实用,可用于乳腺癌普查和乳腺癌术后随访;③对X线钼钯照射技术有困难或照不到的部位,如乳腺边缘,内乳区,位置深在近胸壁的肿瘤及发育不良的小乳腺等,超声可以不受这些因素的干扰,而清楚地显示肿块的位置、形态、结构及周围组织的侵犯情况;④对于X线难以显示的致密型乳腺内的肿块超声检查可利用声波界面的反射辉度的差别,清晰地显示其病灶的轮廓和形态;⑤超声对于乳腺内囊性或实性肿物的鉴别较为准确;⑥高频探头分辨率高,可发现0.3~0.5cm的微小肿块。

超声检查的局限性

- 对小于0.5cm的微小肿块的性质难以做出确切诊断,尤其在增生腺体内的微小肿块,容易误诊为增生结节或被漏掉。
- 对乳腺内炎性肿块和炎性乳腺癌的鉴别尚有一定困难。
- 对于表现为细小钙化非肿块型的单纯导管内癌容易漏诊。
- 超声检查结果易受检查者的经验、操作手法、熟练程度和仪器设备等因素的影响。

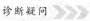

（3）MRI 软组织分辨率高，对鉴别良、恶性病变有较高的价值，且无辐射性。优点：对发现乳腺病变具有较高的敏感性；三维成像使病灶定位更准确，显示更直观；对乳腺高位、深位病灶的显示较好；可有效鉴别乳腺囊性和实性肿物；动态增强扫描可了解病变血流灌注情况；适用于新辅助治疗后疗效的评判。

乳腺 MRI 检查的局限性

- 假阳性率增加。
- 对单纯导管内癌的微小钙化不敏感。
- 该检查费时且费用高。

35 什么是 PET-CT 检查？对乳腺癌的诊断有多大意义？

PET-CT 全称为正电子发射断层显像或 X 线计算机体层成像，它是 PET 和 CT 结合后提供 PET 图像与 CT 影像，并进行图像融合的影像设备。PET-CT 是把标记有反映生命基本活动的生物分子，即放射性标记物 ^{18}F-FDG 注入人体后，在体外进行体内生物化学反应观察的仪器，它可以检查出不同病灶的代谢活性，特别是在肿瘤的诊断、分期、疗效评估等方面发挥着重要的作用，而且 PET-CT 具有灵敏、准确、特异及定位精确等特点，可一目了然地了解全身整体状况，达到早期发现病灶和诊断疾病的目的。

PET-CT 在乳腺肿瘤方面的应用

- 辨别良、恶性肿瘤。
- 提供肿瘤的临床分期。
- 为淋巴结转移或远处转移者寻找原发灶。
- 疗效评价。
- 早期确定复发病灶。

PET-CT 在乳腺癌诊断、临床分期以及术前评估方面起到了重要作用。但是，该检查价格昂贵，具有放射性，因此并不推荐用于乳腺癌筛查。

36 乳腺 X 线摄像、超声、磁共振成像的工作原理是什么？会不会对人体造成伤害？

乳腺 X 线摄像是最为传统的乳腺影像学检查方法，它是一种低能量软 X

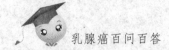
线，由于不同的乳腺组织对 X 线的吸收值不同，因此产生具有诊断意义的图像。常规乳腺 X 线检查的射线剂量低，不会危害妇女健康，但正常女性无需短期内反复进行乳腺 X 线检查。

医学超声波检查的工作原理与声呐有一定的相似性，即将超声波发射到人体内，当它在体内遇到界面时会发生反射及折射，因为人体各种组织的形态与结构是不相同的，因此其反射与折射以及吸收超声波的程度也就不同，医生们正是通过仪器所反映出的波形、曲线，或影像的特征来辨别它们的。因此超声检查对人体不会造成伤害。

MRI 是利用磁场的作用使原子核释放能量通过计算机技术获取图像，它是继 CT 后医学影像学的又一重大进步。它对疾病的诊断具有很大的潜在优越性。它可以直接做出横断面、矢状面、冠状面和各种斜面的体层图像，不会产生 CT 检测中的伪影，不需注射造影剂，无电离辐射，所以对机体没有不良影响。

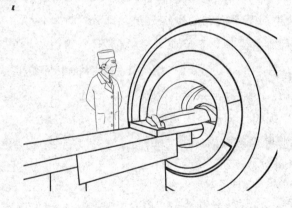

37 新兴的乳腺癌检查方法有哪些？

近年来，数字乳腺断层摄像和自动乳腺全容积成像技术成为乳腺检查技术的研究热点。数字乳腺断层摄影是一项新的数字乳腺 X 线摄影方法，它通过一系列不同角度对乳腺进行快速采集，获取不同投影角度下的小剂量投影数据，可回顾性重建乳腺任意深度层面的密度投影。它可有效地避免因组织重叠而造成的漏诊及误诊，从而提高病灶检出率。自动乳腺全容积成像技术是一种三维立体超声成像技术。该系统可获取乳腺的横断面、纵断面及冠状面图像信息,与传统超声相比其优势在于不依赖于操作者的经验,可消除源于操作者因素造成的诊断水平差异,同时克服常规超声重复性差的缺点;其独特的冠状面也为检查提供了新的视角,对小肿瘤及微钙化有较高的灵敏度。

38 乳腺检查需要提前做哪些准备?

生育期女性的乳腺会随月经周期出现复旧、增生、退化等往复循环的周期性变化,因此女性乳腺 X 线摄影和自我乳腺体检最好选择在乳腺组织复旧后或再次增生的初期,即月经来潮后的 7~10 天。检查前应去除胸前的金属异物,如项链等;不要在胸前涂抹外用的药液及护肤品,以避免出现伪影,如有文身需要及时向医生提供病史资料。

39 乳腺检查结果如何解读?

乳腺检查报告单除了中文的诊断结果以外,还会提供乳腺病变的 BI-RADS 分类,根据 BI-RADS 分类指导临床进一步处理。"BI-RADS"是指美国放射学会的乳腺影像报告和数据系统(Breast Imaging Reporting and Data System)的缩写。BI-RADS 分级标准被广泛应用于乳腺的各种影像学检查,是用来评价乳腺病变良、恶性程度的一种评估分类法。

BI-RADS 分级法将乳腺病变分为 0~6 类

- BI-RADS 0 类:需要补充相关影像检查,或结合以前的检查结果进行对比来进一步评估。
- BI-RADS 1 类:阴性结果,未发现异常病变,亦即正常乳腺。
- BI-RADS 2 类:良性病变,可基本排除恶性。
- BI-RADS 3 类:可能是良性病变,建议短期(1 年以内,一般建议 3~6 个月)复查,医生需要通过短期复查观察来证实良性的判断,如连续 2~3 年稳定,可改为 BI-RADS 2 级。BI-RADS 3 级病变的恶性率一般 <2%。
- BI-RADS 4 类:需要医生进行临床干预。此类可进一步分为 4a、4b、4c 3 类。4a:恶性可能性为 2%~10%。4b:恶性可能性为 11%~50%。4c:恶性可能性为 51%~95%。
- BI-RADS 5 类:高度恶性可能,几乎可以肯定。恶性可能性≥95%,应采取积极的诊断及处理。
- BI-RADS 6 类:已经过活检证实为恶性的病变。

40 影像检查中的"钙化灶"是什么？出现钙化是否就意味着是不好的病变？

"钙化"是乳腺X线的一种基本病变，美国放射学会的乳腺影像报告和数据系统(BI-RADS)将钙化分为典型良性钙化、中间性钙化及高度可疑恶性钙化，通常良性钙化较粗大，呈颗粒状或爆米花状，恶性钙化多细小、密集。根据钙化的形态和分布，影像学医生可以对大部分病变进行准确的诊断，但中间性钙化仍然是诊断中的难点，临床工作中需要对这一部分病例进行活检或进一步影像学检查。除了乳腺X线，乳腺超声也可以显示一部分钙化，但受到超声成像原理所限，对于钙化的判断(包括是否存在钙化，钙化的良、恶性等)仍然以乳腺X线的判断为准。因此，出现钙化并不一定意味着恶性病变，需要咨询医生进一步分析。

41 适时进行乳腺癌筛查有必要吗？

乳腺癌筛查是通过有效、简便、经济的乳腺检查措施，对无症状妇女开展筛查，以期早期发现、早期诊断及早期治疗。其最终目的是要降低人群乳腺癌的死亡率。近年来，我国乳腺癌发病率逐年升高，特别是在经济发达地区，其发病率居女性恶性肿瘤之首，已成为当前社会的重大公共卫生问题。相对于不断上升的发病率，自20世纪70年代以来，全球乳腺癌的死亡率却呈下降趋势，主要原因一方面得益于乳腺癌综合治疗技

> **温馨提示**
>
> 美国癌症协会(ACS)于2007年制订了乳腺癌筛查指南，建议妇女自40岁开始每年进行一次乳腺X线检查。在经过对乳腺癌筛查工作进行不断探索和完善之后，欧美等国家现已建立了相对完善的乳腺癌筛查体系，其中包括政策法规、筛查方法、适用人群以及相应的技术规范等，并受益匪浅。

术的进步；另一方面在于对适龄女性定期进行的乳腺癌筛查工作和公众健康意识的提高，使其得以早期检出和诊断。

42 乳腺癌筛查从什么年龄段开始？如何选择乳腺癌筛查方法？

《中国抗癌协会乳腺癌诊治指南与规范(2013 版)》推荐乳腺癌机会性筛查一般从 40 周岁开始，但对于一些乳腺癌高危人群可将筛查起始年龄提前到 20 周岁。目前，国内开展的任何群体普查均属于研究阶段，缺乏不同年龄成本效益分析的数据，卫生部开展的农村妇女免费乳腺癌检查年龄为 35~65 岁，采用超声检查为主，补充乳腺 X 线检查。对于一般的群体性筛查，鉴于中国人乳腺癌发病高峰较靠前，绝经前患者比例高，乳腺相对致密，超声可作为乳腺筛查的辅助手段。

不同年龄的筛查建议

- 20~39 周岁：不推荐对非高危人群进行乳腺筛查。
- 40~49 周岁：①适合机会性筛查；②每年 1 次乳腺 X 线检查；③推荐与临床体检联合；④对致密型乳腺推荐与 B 超检查联合。
- 50~69 周岁：①适合机会性筛查和人群普查；②每 1~2 年 1 次乳腺 X 线检查；③推荐与临床体检联合；④对致密型乳腺推荐与 B 超检查联合。
- 70 周岁或以上：①适合机会性筛查；②每 2 年 1 次乳腺 X 线检查；③推荐与临床体检联合；④对致密型乳腺推荐与 B 超检查联合。

43 什么是乳腺癌高危人群？高危人群如何筛查？

凡是符合以下条件的人群为高危人群：有明显的乳腺癌遗传倾向者；既往有乳腺导管或小叶中重度不典型增生或小叶原位癌患者；既往有胸部放疗史的患者。建议对乳腺癌高危人群提前进行筛查(40 岁前)，筛查间期推荐每半年 1 次，筛查手段除了应用一般人群常用的临床体检、B 超、乳房 X 线检查之外，可以应用 MRI 等新的影像学手段。

44 血清肿瘤标志物对诊治乳腺癌有帮助吗？

肿瘤标志物是指特征性存在于恶性肿瘤细胞中，或由恶性肿瘤细胞产生的，或是人体正常组织对肿瘤的刺激反应而产生的，能反映肿瘤发生、发展，并

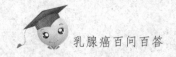
监测肿瘤对治疗反应的一类物质。在肿瘤诊断中,虽然目前病理诊断才是肿瘤诊断的"金标准",但是由于血清肿瘤标志物检测简便易行,对人体伤害也小,所以成为体检中大量采用的手段,临床上常用的乳腺癌肿瘤标志物有 CA153、CEA、CA125 等。

血清 CA153 是目前公认的诊断乳腺癌较为特异的一种肿瘤标志物,可为临床诊断和治疗监测提供帮助。有文献报道,CA153 在乳腺癌中的阳性率为 22.5%~55.6%。CA153 在疾病的早期敏感性较低,单项检测有一定的局限性,使部分患者不能得到及时诊断。在局部复发及远处转移的患者中,CA153 敏感性和特异性较高,对乳腺癌的复发和转移能起到监视作用。CEA 是最早被使

> **温馨提示**
>
> 血清 CA125 是上皮性卵巢癌的主要标志物,在非卵巢癌的一些恶性肿瘤中(如乳腺癌、子宫内膜癌、胰腺癌、肺癌等),CA125 也会出现不同程度的升高。有研究报道,CA125 在乳腺癌患者中阳性率为 36.67%。CA153、CEA 与 CA125 三者联用对乳腺癌术后随访和监测其复发有重要作用。

用的肿瘤标志物,其在良性肿瘤中也会升高,缺乏特异性。其在乳腺癌中的表达率为 60%,CEA 升高多见于肿瘤晚期或远处转移。CA153 和 CEA 对乳腺癌的早期预防和诊断缺乏特异性和敏感性,临床上常将两者联用或与其他肿瘤标志物联用,对乳腺癌进行检测。

45 **什么是 HER-2 及 BRCA1(2)基因?**

HER-2,又名 HER2/neu、c-erbB-2,是一种原癌基因,属于表皮生长因子受体(EGFR)家族成员。研究表明:30%以上的人类肿瘤中存在 HER-2 基因的扩增(过度表达)(如乳腺癌、卵巢癌、子宫内膜癌、输卵管癌、胃癌和前列腺癌

等），其中 20%~30%的原发性浸润性乳腺癌有 HER-2 基因的扩增（过度表达）。HER-2 是目前公认的一个乳腺癌重要的预后(预测)因子。HER-2 阳性意味着肿瘤细胞恶性程度更高,疾病进展速度更快,更易发生转移和复发,且预后不佳。通过检测 HER-2 水平可对患者预后进行评判并为治疗方案的选择提供依据。针对 HER-2 基因的靶向治疗是 HER-2 阳性乳腺癌的重要治疗手段,能延长乳腺癌患者的生存时间并改善生活质量。曲妥珠单抗是全球第一个被批准用于 HER-2 阳性乳腺癌治疗的靶向药物,曲妥珠单抗能够使 HER-2 阳性乳腺癌患者的预后接近 HER-2 阴性的患者。

BRCA1 和 BRCA2 基因是已经证实的乳腺癌遗传易感基因，与遗传性乳腺癌密切相关。携带 BRCA1 或 BRCA2 基因突变的人其一生中患乳腺癌、卵巢癌的风险显著增加,到 70 岁时发生乳腺癌的预计累积风险可达约80%,同时容易早年发病。

5%~10%的早发性乳腺癌与 BRCA1 或 BRCA2 基因的胚系突变直接相关。10%~15%的乳腺癌有家族遗传背景,乳腺癌易感基因 BRCA1 和 BRCA2 突变与乳腺癌高度相关,并具有显性遗传特征,在家族性乳腺癌中,一旦此基因产生突变,其家族子代中所有成员皆有 50%的机会带有此突变基因。BRCA 突变在正常人群中发生率很低,约为 0.2%。但是,在高危人群中突变率很高,如三阴性乳腺癌中,不同的研究人群 BRCA 的突变率不同,为 11%~38%。

46 什么是乳腺癌的分子分型?

美国斯坦福大学的 Perou 等应用基因芯片技术对乳腺癌进行分子分型研究，在分子水平将乳腺癌分为临床预后各不相同的 5 种亚型,包括管腔样 A 型、管腔样 B 型、基底样、HER-2 过表达型以及正常乳腺型。但由于基因芯片技术操作过程复杂、费用昂贵,且无统一标准,很难在临床上广泛开展,目前只局限于实验室,临床上主要应用免疫组织化学方法根据雌激素受体、孕激素受体和 HER-2 的检测结果,将乳腺癌分为 4 种分子亚型:管腔样 A 型、管腔样 B 型、HER-2 过表达型和基底样型。

管腔样型乳腺癌ER和（或）PR阳性，内分泌治疗有效，这类乳腺癌患者从内分泌治疗获益比从化疗获益更多。但如果肿瘤较大，淋巴结阳性可进行（新）辅助化疗，但需避免过度治疗。基底样和HER-2阳性乳腺癌患者对化疗敏感，但预后却相对较差。针对HER-2过表达型乳腺癌应用化疗药物联合生物靶向药物(曲妥珠单抗)的方案受到指南推荐。目前,基底样乳腺癌具有发病年龄早、肿瘤大、病理分级高、复发转移早、临床预后差的特点,且治疗手段单一,5年生存率较其他亚型乳腺癌低。在化疗方面,蒽环类联合或序贯紫杉醇类的化疗方案,对基底样乳腺癌有效,但目前对其治疗敏感的化疗药物仍无明确报道。

47 什么是乳腺癌的临床分期?

准确的肿瘤分期系统是临床肿瘤学的重要组成部分,目前乳腺癌的临床分期上采取的是已经沿用多年的TNM病理分期系统。

乳腺癌 TNM 分期

- T 指肿瘤大小,N 指淋巴结转移情况,M 指远处脏器转移情况。
- Tx:原发肿瘤无法评估。
- T0:原发癌未查出。
- Tis:原位癌 Tis。

(DCIS)导管原位癌	
Tis(LCIS)	小叶原位癌。
Tis(Paget's)	乳头 Paget 病,不伴有肿块(注:伴有肿块的 Paget 病按肿瘤大小分类)。
T1	肿瘤最大径≤2cm。
T1mic	微小浸润癌,最大直径≤0.1cm。
T1a	肿瘤最大直径>0.1cm,但≤0.5cm。
T1b	肿瘤最大直径>0.5cm,但≤1cm。
T1c	肿瘤最大直径>1cm,但≤2cm。
T2	肿瘤最大直径>2cm,但≤5cm。
T3	肿瘤最大直径>5cm。
T4	不论肿瘤大小,直接侵犯胸壁(a)或皮肤(b)。
T4a	侵犯胸壁不包括胸肌。
T4b	患者乳腺皮肤水肿(包括橘皮样变),溃破或卫星结节。
T4c	T4a 与 T4b 并存。
T4d	炎性乳腺癌。
Nx	区域淋巴结无法评估。
N0	无区域淋巴结转移。
N1	同侧腋窝有肿大淋巴结,尚可推动。
N2	同侧腋窝淋巴结转移,固定或相互融合或缺乏同侧腋窝淋巴结转移的临床证据,但临床上发现有同侧内乳淋巴结转移。
N2a	同侧腋窝淋巴结转移,互相融合或与其他组织固定。
N2b	仅临床上发现同侧内乳淋巴结转移,而无腋窝淋巴结转移的临床证据。
N3	同侧锁骨下淋巴结转移伴或不伴腋窝淋巴结转移;或有临床上发现同侧内乳淋巴结转移和腋窝淋巴结转移的临床证据;或同侧锁骨上淋巴结转移伴或不伴腋窝或内乳淋巴结转移。
N3a	同侧锁骨下淋巴结转移。
N3b	同侧内乳淋巴结及腋窝淋巴结转移。
N3c	同侧锁骨上淋巴结转移。
Mx	远处转移无法评估。
M0	无远处转移。
M1	有远处转移。

临床上乳腺癌分期主要分为Ⅰ期、Ⅱ期、Ⅲ期、Ⅳ期,患者可以对照这些分期来对自己的病情进行一个大概的了解。

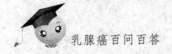
项目	结果
0 期 Tis	N0M0。
Ⅰ 期	T1N0M0。
ⅡA 期	T0N1M0、T1N1M0、T2N0M0。
ⅡB 期	T2N1M0、T3N0M0。
ⅢA 期	T0N2M0、T1N2M0、T2N2M0、T3N1M0、T3N2M0。
ⅢB 期	T4N0M0、T4N1M0、T4N2M0。
ⅢC 期	任何 T、N3M0。
Ⅳ 期	任何 TNM1。

48 分子分型时代临床分期还重要吗？

2009 年乳腺癌发病数据显示：全国肿瘤登记地区乳腺癌发病率位居女性恶性肿瘤的第 1 位，而且乳腺癌的发病率呈增高趋势。许多文献资料研究显示，影响乳腺癌患者预后的因素有数十种，其中大多数与临床分期有关。

肿瘤的 TNM 分期始于 1959 年，当时尚未开展肿瘤的现代综合治疗，因此，TNM 分期对于肿瘤的治疗（主要是手术切除）至关重要。随后 50 年间肿瘤生物学的研究取得了许多成果，系统性治疗手段不断更新，乳腺癌的 TNM 分期已经不再成为治疗模式的主要决定因素，组织学分级是评价乳腺癌预后的可靠指标。目前随着人类生物医学进入分子水平时代，传统的病理形态学诊断及分期已不适应肿瘤学研究的发展需求，应用分子诊断技术，对肿瘤发生、发展的病理学机制及生物学行为从分子水平上加以研究已成为当前的研究方向。近年来，乳腺癌分子分型的研究已经引起国外肿瘤学者的高度关注，成为乳腺癌研究的热点。乳腺癌的分子分型也与乳腺癌的临床病理特征、疾病的转归、患者预后和治疗反应密切相关。因此将 TNM 分期系统与肿瘤组织学分级及分子标志物整合，进行乳腺癌的生物学分组，以指导乳腺癌的治疗及预后分析。

临床分期是影响预后至关重要的指征。肿瘤大小、腋窝淋巴结转移数目、分子分型是影响患者生存的独立预后指标。临床分期对患者无病生存期及总生存期均有显著影响，早期发现、早期治疗是有效治疗、延长生存时间的关键所在。

治疗疑问

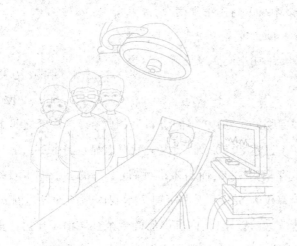

49 乳腺癌能治愈吗?

乳腺癌已成为中国女性最常见的癌症,随着近年来相关诊治技术的发展,乳腺癌患者治疗后的生存率也有了明显提高。对于部分早期乳腺癌患者而言,治疗目标是最大可能达到临床治愈。

温馨提示

2014年《全球癌症报告》中指出:"当及早发现并根据最佳方案进行治疗时,乳腺癌、宫颈癌、口腔癌和结肠直肠癌等一些最常见类型癌症的治愈率较高"。世界卫生组织(WHO)在乳腺癌宣传月(10月)专栏中也提到:"当对乳腺癌做到了早期发现,并且如果有条件做出适当诊断和治疗,那么就有很大的可能使乳腺癌得以治愈。"

目前,世界卫生组织(WHO)将患者实现10年无病生存定义为临床治愈。根据2012年牛津大学2011年EBCTC的数据,经过规范治疗,10年无复发生存可接近60%~70%。但是根据美国SEER数据库2006—2012年的资料分析显示,自诊断之日起,美国乳腺癌患者5年生存率已达89.7%。而国内文献报道显示,1992—1995年间上海乳腺癌患者5年生存率为78%,而启东市(临近上海的县级城市)1992—2000年乳腺癌5年生存率仅为58%。这些资料显示我国与国外发达国家乳腺癌的防治水平仍存在着较大的差距,国内乳腺癌的规范性防治工作仍任重而道远。只有规范化地防治,才会使更多的乳腺癌患者走向治愈之路。

50 什么是乳腺癌的个体化治疗?

所谓个体化治疗就是临床实践中根据患者肿瘤因素和患者因素的差异性而制订相应的、具体的多学科综合治疗方案。肿瘤因素主要是以下特征是否存在:激素受体和HER-2、转移潜能(反映肿瘤的增殖情况以及疾病累积范围)。患者因素包括绝经状态、年龄、并存疾病、社会经济情况和患者个人意愿等。

　　患者因素较为复杂,需要医生与患者及其患者家属密切沟通才能把握。关于肿瘤学因素,医生可以通过医学手段相对容易把握。就肿瘤学因素而言,乳腺癌不是单一疾病,而是一组疾病在个体的共同表现,"龙生九子,各有不同",不同类型的乳腺癌亦具有各自独特的生物学行为和特征,相对应的治疗反应和预后也各不相同,乳腺癌的个体化治疗应当建立在分子水平的层面上,从肿瘤的发生、发展机制出发,鉴别不同的生物学特征,"有的放矢",因此"量体裁衣式的个体化治疗"应运而生。下面以2015年早期乳腺癌治疗St Gallen国际专家共识为例,说明"肿瘤学因素"在个体化治疗中的差异。

乳腺癌不同亚型系统治疗的推荐策略

亚型		治疗类型	说明
三阴性		含蒽环和紫杉类的细胞毒化疗	BRCA基因突变患者可考虑含铂类化疗
ER阴性&HER-2阳性	T1a 淋巴结阴性	—	
		无须系统治疗	
	T1b、c 淋巴结阴性	化疗+曲妥珠单抗	考虑紫杉醇联合12个月的曲妥珠单抗(不用蒽环)
	高T或N状态	蒽环类->紫杉联合12月的曲妥珠单抗	当患者不适合用蒽环类可用TCH,尽管曲妥珠单抗同蒽环类都具有心脏毒性
ER阳性&HER-2阳性		化疗+抗HER-2治疗+内分泌治疗	—
ER阳性&HER-2阴性(管腔样)	内分泌高反应型(管腔样A型)	绝经前(低危) 5年TAM	
		绝经前(其他) 5~10年TAM或OFS+TAM或OFS+依西美坦	根据月经状态单用内分泌治疗 考虑化疗(若淋巴结转移≥4)
		绝经后(低危) 5年AI	
		绝经后(其他) 延长辅助治疗优选AI	
	内分泌低反应型(管腔样B型)	内分泌治疗+辅助化疗(大多数病例)	—
	证据支持免于化疗,尽管为Luminal B型	—	可提供多参数分子测定的"好"结果

51 乳腺癌常用的手术治疗有哪些?

乳腺癌的手术治疗如果将整形技术包括在内,手术方式非常多。但一般而言,乳腺癌的手术方式主要包括乳房手术处理以及腋窝淋巴结处理两个方面。医生会充分参考患者的健康状况、肿瘤大小、切缘是否有癌细胞、治疗后对乳房外观的期待值等来综合评估患者适合的具体方案,而患者需要权衡各种治疗方案的利弊,与医生共同协商出最后的手术方式。

乳房手术在治疗方面,主要可分为全乳切除术及保留乳房手术。其中,保留乳房手术对患者有着一定的选择性,美国国家综合癌症网络(NCCN)乳腺癌临床实践指南中也列举了相关的绝对禁忌证及相对禁忌证。两种治疗方案的优缺点列举如下。

全乳切除术及保留乳房手术的优缺点

手术方式	优点	缺点
保留乳房手术	1.乳房的保留,能保持皮肤的自然外观,乳房仍有感觉 2.减少乳房切除的心理创伤 3.术后恢复更快	1.双侧乳房可能不对称 2.术后需行放疗,有可能会发生放疗的不良反应 3.局部控制病情上略逊于全切手术,但不影响总生存
全乳切除术	1.可重建整个乳房 2.在局部控制病情上较保乳手术略佳,癌症局部复发的概率低于保乳治疗的5% 3.术后需行放疗的概率更低	1.失去乳房 2.手术创面大,术后恢复需要更长时间 3.与保乳治疗相比,发生皮瓣坏死等并发症的概率较大

对于乳房切除术患者,部分患者可选择乳房重建,即意味着用植入剂(硅胶、盐水等)或自体皮瓣来重塑乳房的外形。对于保乳手术,并非所有乳腺癌都适合保乳,那么什么样的患者比较适合保乳会在"什么情况下可以选择保乳手术?"问题中详细解答。

腋窝淋巴结手术治疗方面,主要可分为前哨淋巴结活检术及腋窝淋巴结清扫术。若前哨淋巴结活检未发现肿瘤转移,则可不进行腋窝淋巴结清扫术,这样可以减少淋巴清扫所带来的并发症。关于前哨淋巴结活检技术会在"什么是前哨淋巴结活检?"问题中详细解答。

52 什么是乳腺癌的新辅助化疗?

新辅助化疗,又称术前化疗,是指在手术前,先对乳腺癌进行全身的化疗药物治疗。新辅助化疗适用于:①可手术的ⅡA、ⅡB、ⅢA(T3N1M0)乳腺癌,并且患者有强烈的保乳意愿,除了肿瘤大小外,其他条件均符合保乳标准,用于提高保乳的成功率;②不可手术的局部晚期乳腺癌(Ⅲ期,不含T3N1M0),用于提高切除率。新辅助化疗的方案和疗程数并没有严格定义,一般用于辅助化疗的方案均可用于新辅助化疗。禁忌证:未经组织病理学确诊的浸润性乳腺癌。

在新辅助治疗时,需要定期评估。若患者在新辅助治疗过程中出现病情进展,则需要立即进行手术。

新辅助治疗已知的益处

- 增加保乳手术概率。
- 能使原本无法切除的肿瘤获得切除。
- 根据个体对新辅助治疗的敏感度,能提供关于预后的重要信息,尤其对于三阴性乳腺癌和HER-2阳性乳腺癌患者。
- 为基因检测提供时间。
- 为选择乳房切除术的患者,提供计划乳房重建的时间。
- 还有学者认为,新辅助治疗能降低局部晚期乳腺癌的分期,部分起到体内药敏试验的作用,有助于直观地观察疗效。

但值得注意的是,若高估了乳腺癌的临床分期,新辅助治疗也存在高估;若低估了临床分期,可能存在对局部病灶放疗的低估。此外,术前新辅助治疗可能有疾病进展的风险。

53 哪些患者需要做新辅助化疗?

新辅助化疗是局部晚期乳腺癌或炎性乳腺癌的规范化疗法,可以使肿瘤降期以利于手术,或变不能手术为能手术;若能达到病理完全缓解,则预示较好的远期效果;对于肿瘤较大且有保乳意愿的患者,可以提高保乳率。

新辅助化疗一般适合于临床Ⅱ、Ⅲ期的乳腺癌患者。

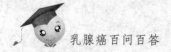

（1）临床分期为ⅢA期的患者。即已经证实同侧腋窝淋巴结转移，且淋巴结固定、相互融合或内乳淋巴结转移的患者；或肿瘤最大径>5cm的患者。

（2）临床分期为ⅢB期的患者。肿瘤已侵犯胸壁或皮肤，或炎性乳腺癌患者，淋巴结转移局限于同侧腋窝或内乳。

（3）临床分期为ⅢC期的患者。不论肿瘤大小，同侧锁骨下或锁骨上淋巴结转移的患者。

（4）临床分期为Ⅱ期的患者，即淋巴结转移仅局限于同侧腋窝淋巴结且淋巴结可活动，肿瘤最大径>2cm，对希望缩小肿块、降期保乳的患者，也可考虑行新辅助化疗。

（5）对不可手术的隐匿性乳腺癌行新辅助化疗也是可行的。隐匿性乳腺癌是以腋窝淋巴结转移为首发症状，而乳房未能检出原发灶的乳腺癌。

（6）妊娠早期女性、年老体弱且伴有严重心肺等器质性病变，预期无法耐受化疗者为新辅助化疗的禁忌证，妊娠中期女性患者应慎重选择化疗。

54 什么是乳腺癌的辅助化疗？

辅助治疗，又称手术后的化疗，是重要的全身治疗之一。乳腺癌在行手术之前，肿瘤细胞可能已经进入人体的血管、淋巴管，这些侵入，临床医生无法看到、体格检查查不到，甚至B超、CT也无法发现。手术只是根治了乳房内和局部淋巴结的病灶，但隐匿在血管内的肿瘤细胞却无法通过手术切除。此外，隐匿在血管、淋巴管的肿瘤细胞可以转移到身体各个地方，这也就是为什么初始未发现远处转移的乳腺癌患者出现复发的原因。辅助治疗可以杀灭局部区域淋巴结及远处脏器的亚临床隐秘性微小转移灶，从而降低或推迟局部复发及减少远处转移，达到提高患者生存率、延长生存期的目的。

常规的化疗药物

多柔比星（A）、环磷酰胺（C）、紫杉醇（P）、多西他赛（T）、氟尿嘧啶（F）、表柔比星（E）、甲氨蝶呤（M）等。

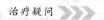

55 哪些患者需要做辅助化疗？

(1)浸润性肿瘤大于 2cm。

(2)淋巴结转移。

(3)激素受体(ER、PR)阴性。

(4)HER-2 阳性。

(5)组织学分级为 3 级。

温馨提示

以上单个指标并非化疗的强制适应证,辅助化疗方案的制订应综合考虑上述肿瘤的临床病理学特征、患者生理条件和基础疾病、患者的意愿,以及化疗可能获益与由此带来的不良反应等。免疫组织化学检测应常规包括 ER、PR、HER-2 和 Ki-67。

56 什么是乳腺癌的姑息治疗？

姑息治疗是一种对有严重疾病患者用综合学科研究法的特殊医学治疗。它着重于为患者缓解症状、疼痛、身体和心理压力,目的在于提高患者及其家属的生活质量。世界卫生组织(WHO)是这样描述姑息治疗的:"对于那些存在危及生命的疾病的患者及其家属,通过早期发现、精确评估和治疗身体、心理、精神上的疼痛和其他问题来预防和缓解痛苦,从而提高他们的生活质量。"姑息治疗是由医生、护士或其他健康专家共同提供的另一层面的支持治疗,可以作为治疗的主要目标,也可以伴随着根治疗法。因此,尽管姑息治疗是生命终

期治疗中很重要的一部分,但它不仅仅只局限于终末期。

《中国抗癌协会乳腺癌诊治指南与规范(2015版)》对终末期乳腺癌姑息性治疗进行了指导。

《中国抗癌协会乳腺癌诊治指南与规范(2015版)》适用人群

- 有未控制的肿瘤相关症状,如疼痛、呼吸困难、厌食和恶病质、恶心、呕吐等。
- 有与肿瘤诊断和治疗相关的中、重度生理和心理问题。
- 有严重的伴发疾病、精神和社会心理状况。
- 预期生命小于等于6个月。
- 患者及家属有对疾病发展过程了解和参与治疗决定的需求。
- 患者及家属有姑息治疗的需求。

肿瘤相关症状的控制如下表。

肿瘤相关症状的控制方法

症状	控制方法
疼痛	对于轻度疼痛的患者,主要选用非阿片类止痛药加或不加辅助药物;对于中度疼痛的患者,主要选用弱阿片类药物加或不加非阿片类止痛药加或不加辅助药物;对于重度疼痛患者,选用强阿片类药物加或不加非阿片类止痛药加或不加辅助药物
厌食和恶病质	建议以肠内营养为主,为纠正水电解质异常或肠内营养不足可适当进行静脉营养,此外,皮质类固醇激素、孕激素、胃动力药物等可适当作为辅助治疗
恶心和呕吐	诊断病因进行相应治疗。放、化疗前可予止吐药物,脑转移者予脱水,胃肠道梗阻者予胃肠减压等处理
疲乏	多数由营养不良、恶病质、药物和放射治疗、疼痛、情绪和睡眠障碍、水电解质紊乱、缺氧、代谢障碍、血象过低、心、肝、肾衰竭、内分泌紊乱或感染等引起。先诊断病因,纠正不足,支持治疗中可考虑加用一些皮质激素如地塞米松或孕激素甲地孕酮、甲羟孕酮等,也可佐以精神兴奋剂如哌甲酯
昏迷	常见原因为颅脑占位性病变、恶性肿瘤中枢神经系统受侵犯、高热、感染、代谢障碍、电解质紊乱、脑出血等,根据具体原因采取相应的治疗方法

57 何为晚期乳腺癌的一线、二线、三线化疗?

化疗是晚期乳腺癌治疗的重要方法之一。因为晚期乳腺癌目前仍被认为

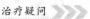

是不可治愈的,所以会接受多种不同方案的化疗,每次更换不同方案就称为不同"线数"。患者开始接受治疗的第一次化疗为一线化疗,若治疗过程中疾病出现进展或患者不能耐受,则需更改另外一个化疗方案,称为二线化疗,同理再往后则称为三线化疗,以此类推。比如一位初始晚期的乳腺癌患者,一线化疗可能会选择 XT(卡培他滨+多西他赛),进展后可能会更改为 NP(长春瑞滨+顺铂),那么 NP 方案就被称为二线化疗,如果再次出现疾病进展或患者不能耐受而更改化疗,则称为三线化疗。

58 什么是乳腺癌的内分泌治疗?

体内雌激素水平病理性上升是刺激乳腺癌细胞增生的主要因素。乳腺细胞中存在雌激素受体(ER)和孕激素受体(PR),这些受体使得乳腺组织随着激素水平而增生。乳腺癌内分泌治疗就是通过降低体内雌激素水平或者阻断雌激素作用途径来抑制癌细胞的生长,即所谓的"ER–E"通路。通过阻断"ER–E"通路来抑制 ER 和(或)PR 阳性乳腺癌增殖生长的方法就称为内分泌治疗。所以临床使用内分泌治疗策略主要是通过降低或阻断 ER/PR 与降低雌激素来实现。

(1)降低或阻断 ER/PR。

● 阻断激素受体：这类内分泌治疗的代表药物是他莫昔芬（三苯氧胺,TAM）。他莫昔芬结构与雌激素相似,可以竞争性地与癌细胞上的雌激素受体结合,从而阻止体内雌激素与癌细胞上的受体结合,抑制雌激素对癌细胞的作用,进而抑制癌细胞的生长。

● 降解(阻断)激素受体:这类代表药物是氟维司群。激素受体调节剂是通过降解 ER 蛋白、破坏雌激素受体,以及通过阻断雌激素与雌激素受体之间的相互作用,抑制癌细胞的生长。

(2)降低雌激素。

● 芳香酶抑制剂:这类内分泌治疗的代表药物是氟隆(来曲唑)、瑞宁得(阿那曲唑)、依西美坦。绝经后的女性卵巢功能衰退,雌激素主要由肾上腺产生的外周雌激素转化而成。芳香酶参与人体产生雌激素的过程,通过抑制芳香

酶来抑制雌激素的生成，从而降低体内雌激素水平，抑制癌细胞的生长。

● 卵巢去势药(卵巢功能抑制剂)：这类药物的代表是诺雷得。绝经前女性的雌激素主要由卵巢分泌。卵巢去势药就是通过药物模拟卵巢切除的效果，从而降低雌激素水平。

59 什么是乳腺癌的靶向治疗？

乳腺癌靶向治疗有广义与狭义之分，广义的乳腺癌靶向治疗是指有明确靶点的乳腺癌治疗方法就称为靶向治疗,包括内分泌治疗。狭义靶向治疗目前中国临床上指的是针对 HER-2 靶点的治疗，尤其是指抗 HER-2 基因治疗药物曲妥珠单抗(商品名为"赫赛汀"),当然针对 HER-2 靶点的药物目前中国临床上还有拉帕替尼等。其基本的作用机制是通过 HER-2 介导的细胞信号传导通路抑制乳腺癌细胞增殖，并使其凋亡，而对正常组织的

曲妥珠单抗(商品名"赫赛汀")的使用及注意事项

曲妥珠单抗是第一个被批准用于乳腺癌治疗的单克隆抗体，它是通过作用于癌细胞的胞外结构域达到抑制 HER-2 过表达之目的的。辅助治疗方案中，赫赛汀靶向治疗已经成为 HER-2 过表达型乳腺癌治疗的准则。赫赛汀可与很多化疗药物联合使用，比如蒽环类序贯赫赛汀+紫杉醇(多西他赛)、卡铂、多西他赛、赫赛汀联合使用等。研究表明 HER-2 阳性乳腺癌曲妥珠单抗辅助治疗,推荐最佳用药时间为 1 年。

细胞损伤较小。靶向治疗是 HER-2 乳腺癌极其重要的治疗方法之一。

其运用的前提必须是 HER-2 是阳性的早期浸润性乳腺癌或晚期乳腺癌。

HER-2 阳性的定义：HER-2 的检测通常用免疫组织化学法(IHC 法)与原位杂交法(ISH 法)检测。IHC 法 0,+为 HER-2 阴性；IHC+++即可判断为阳性；如果 IHC++,则为交界性,必须用 ISH 检测,进一步明确其是否阳性。

心脏毒性是抗 HER-2 治疗中主要的副反应,患者可出现左室射血分数(LVEF)降低和症状性心力衰竭,及时停药后,以上症状均可逆。在靶向治疗前,应对患者既往史、体格检查、心电图、超声心动图 LVEF 基线评估,治疗期间也应该每 3 个月监测心功能。值得注意的是,曲妥珠单抗与表柔比星的组合具有显著的心脏毒性,应避免曲妥珠单抗及帕妥珠单抗与表柔比星一同使用。

60 什么是乳腺癌的生物治疗？

肿瘤生物治疗是指采用生物制剂,直接或通过调节宿主的肿瘤防御机制间接抑制或消除肿瘤生长的一种治疗方法。将生物技术用于肿瘤治疗可实现对肿瘤细胞的直接杀伤,或诱导肿瘤患者自身的特异性免疫监测和杀瘤功能,有效地杀灭患者术后和放疗后体内残存的肿瘤细胞,达到治疗肿瘤、预防复发与转移,最终根治肿瘤的目的。

生物治疗是继手术、化疗和放疗之后很有前景的肿瘤治疗模式。目前应用于临床的生物治疗技术和药物主要包括：细胞因子、单克隆抗体、免疫效应细胞、免疫刺激剂、基因药物和免疫毒素、作用于特定分子靶点的非细胞毒性小分子药物。因此广义上生物治疗的概念包括了上述的靶向治疗。而目前所谓的生物治疗更多的是指通过免疫调控间接抑制肿瘤细胞增殖、生长的治疗方法。

对于癌症患者,普遍存在免疫低下,不能有效识别、杀灭癌细胞的现象；另外,癌细胞的大量增殖会进一步抑制患者的免疫功能,处于“敌强我弱”的状态,并且癌细胞有多种机制来逃脱免疫细胞的识别与杀伤。生物治疗的最大优势在于：可提高机体免疫力,又可抗癌,具有符合生理、低毒和理论上高效的特点。在肿瘤治疗方向上是“潜力股”。美国 2000 年举行的“国际肿瘤生物治疗及

基因治疗年会"上指出:"生物治疗是目前知道的唯一有希望消灭癌细胞的治疗手段,21世纪是肿瘤生物治疗的世纪。"需要指出的是,目前乳腺癌的免疫治疗、肿瘤疫苗和肿瘤干细胞尚处于研究阶段。

61 **什么情况下可以选择保乳手术?**

上面已经说过,保乳手术是乳腺癌乳房处理的重要方式之一,其远期效果在综合治疗后与乳房切除术相似。但是并非所有乳腺癌均可以保乳。NCCN指南给出了浸润性乳腺癌保乳手术+放疗的绝对禁忌证和相对禁忌证。

绝对禁忌证

- 需要妊娠期间放疗的患者。
- 乳腺钼靶显示弥漫性可疑的或癌性微小钙化灶。
- 病变广泛,不可能通过单一切口达到切缘阴性、且不影响美观。
- 切缘阳性(有肿瘤侵犯)。

相对禁忌证

- 以前胸壁或乳房接受过放射治疗的。
- 累及皮肤的活动性结缔组织疾病(特别是硬皮病和狼疮)。
- 肿瘤大于5cm。
- 局灶性切缘阳性。
- 有乳腺癌遗传易感性的患者。

温馨提示

需要指出的是,进行保乳手术患者需要术后全乳放疗,因此那些不具备放疗技术的地区保乳手术也应该列入禁忌。此外,保乳手术的选择除了上述条件约束之外,还要根据患者意愿来决定。即在患者有保乳意愿且无保乳禁忌证的情况下可选择保乳手术。

对于一些类型的乳腺癌,如小叶原位癌,临床医生可考虑完全切除,并达到切缘阴性。但是目前尚缺乏术后疗效的结论性数据,也没有数据支持此种情况下的放疗。对于导管原位癌,NCCN 指南指出导管原位癌保乳术后行全乳放疗可以降低约 50% 的同侧复发风险。

62 腋窝淋巴结处理都有哪些方法?

腋窝淋巴结的评估是乳腺癌手术的重要处理内容之一,其目的主要是了解腋窝淋巴结的状况,以便确定分期,选择最佳辅助治疗方案。当然,对腋窝的局部肿瘤控制也起到了一定的作用。腋窝淋巴结的评估方法临床上主要有两种,即前哨淋巴结活检技术与腋窝淋巴结清扫技术。关于前哨淋巴结活检技术会在下一个问题"什么是乳腺癌前哨淋巴结活检术?"中进行详细解释。下面主要针对腋窝淋巴结清扫进行说明。

尽管腋窝淋巴结清扫技术受到前哨淋巴结活检技术的挑战,但对于不能开展前哨淋巴结活检技术或部分前哨淋巴结活检是阳性的患者或临床腋窝淋巴结阳性的患者,腋窝淋巴结清扫技术仍然是腋窝评估的主要方法。目前腋窝淋巴结清扫分为腔镜下腋窝淋巴结清扫术和传统腋窝淋巴结清扫术,传统手术方式一般取腋下或乳房延长切口,存在手术切口长,瘢痕大的问题,容易出现患肢疼痛、麻木、水肿等症状,影响患者的生活及工作。但手术时间较短,而腔镜手术只需在腋下部位打 3 个小孔,手术瘢痕小,同时该手术有利于保留皮肤感觉神经及腋静脉周围淋巴结,能够降低术后上肢水肿和皮肤感觉障碍的发生率,但手术时间较长。

温馨提示

腋窝淋巴结以胸小肌为界,被分为第一、二、三站,一般来说,如果术中第二站淋巴结未见明显转移,可以不清扫第三站(胸小肌内侧),如果有则需要清扫第三站淋巴结。由于清扫第三站淋巴结时手术视野受限,有的术者会切除胸小肌或切开胸大肌,充分暴露第三站淋巴结以便于清扫。

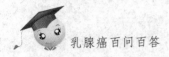
63 什么是乳腺癌前哨淋巴结活检术？

通过腋窝清扫进行腋窝淋巴结评估，其最大的缺点是可能引发患侧上肢淋巴水肿、肩关节疼痛、上肢疼痛麻木等并发症。为了避免上述问题，又能很好地准确评估腋窝淋巴结的状态，1993 年，Alex 采用同位素法(^{99m}Tc)进行前哨淋巴结活检的动物实验，同年 Krag 运用于乳腺癌。1994 年，Giuliano 运用兰染法(1%异硫兰)识别前哨淋巴结，运用于乳腺癌。

什么是前哨淋巴结呢？就是原发肿瘤引流区域淋巴结中最先接受淋巴引流，最早发生淋巴转移的淋巴结。肿瘤的淋巴转移可以按预测的顺序转移，先转移到前哨淋巴结，再进一步转移到远处淋巴结。一系列的随机临床试验结果均提示：若前哨淋巴结的病理结果提示未发现肿瘤转移，则可不进一步行腋窝淋巴结清扫，从而减少淋巴清扫所带来的并发症，如上肢水肿、疼痛等。反之，若前哨淋巴结的病理结果为阳性，则需进一步清扫腋窝淋巴结。

需要指出的是，并非所有乳腺癌患者都可以进行前哨淋巴结活检，NCCN乳腺癌临床实践指南中关于前哨淋巴结活检的推荐是，对于临床腋窝淋巴结阴性或临床腋窝淋巴结可疑阳性经空心针或细针穿刺活检确认为阴性的患者，可接受前哨淋巴结活检术。

此外，是否前哨淋巴结阳性就一定需要进一步腋窝清扫？NCCN乳腺癌临床实践指南指出满足以下条件的患者可以不用进一

温馨提示

对于前哨腋窝淋巴结转移且并非保乳的患者，是否需要进一步腋窝清扫，即是否可以用放疗替代，这一问题也存在一定争议，争议的焦点问题是究竟进一步腋窝淋巴结清扫带来的额外淋巴结阳性信息是否会改变术后的辅助治疗。如果临床医生判断不改变，那么选择放疗替代腋窝淋巴结进一步清扫是合理的选择。

步腋窝淋巴结清扫：①T1~2；②前哨淋巴结 1~2 枚转移；③保乳手术；④保乳术后全乳放疗；⑤上述条件非新辅助化疗后达到的条件。尽管如此，对于此类患者，是否中国患者也可以避免进一步腋窝淋巴结清扫，由于病理因素、放疗因素等国情差异，所以仍然存在一定的争议。

64 **基因检测 BRCA1/2 突变阳性，需要预防性切除双乳吗？**

5%~10%的乳腺癌被认为是遗传性的，它们是因遗传了父母的一个基因变异（突变）导致的。很多此类的基因被发现，称为肿瘤易感基因。最早被发现的遗传性乳腺癌基因是乳腺癌 1 号基因（BRCA1）和乳腺癌 2 号基因（BRCA2）。这两个基因突变阳性加在一起可以解释约45%的遗传性乳腺癌，但仅占总体乳腺癌的 1.5%~3%。BRCA1 基因突变阳性能够解释大约 30%的家族聚集性的乳腺癌。同时，它们也能解释大多数乳腺癌和卵巢癌并存家系中的乳腺癌。BRCA2 基因突变阳性能够解释大约 15%的遗传性乳腺癌。根据美国数据统计，带有 BRCA1 基因突变的女性，在 70 岁前，约有 54%的可能发生乳腺癌和39%的可能发生卵巢癌；携带 BRCA2 基因突变的女性，在 70 岁前，约有 45%的可能发生乳腺癌和16%的可能发生卵巢癌；但值得注意的是，我国目前尚无大人群统计结果。

温馨提示

值得一提的是，并不是 BRCA1 基因和 BRCA2 基因突变存在的家系中每一个成员都会遗传这些突变。这也是为什么遗传检测对家族中的每个人都是有帮助的。仅有检测到已知基因突变的家系成员患乳腺癌的风险会增加。对于那些没有携带突变的女性，她们的患病风险并不高于女性正常水平，她们也不会将突变遗传给自己的孩子。

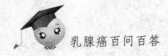

对于携带 BRCA1&2 致病性突变的女性,可以通过规律筛查、预防性手术切除和化学预防来降低患乳腺癌的风险。其中,更早、更频繁、更仔细的筛查是最为重要的手段。携带 BRCA1&2 致病性突变的女性应在 18 岁就建立起乳腺健康意识,从 25 岁开始进行每年或半年一次的乳腺体检以及 B 超、钼靶检查,也有专家建议可以应用乳腺 MRI 提高乳腺癌筛查的灵敏度。这种加强版的筛查能够更早地发现病变,提高其治愈的可能。预防性乳腺切除术也是降低携带 BRCA1&2 致病突变的女性患乳腺癌的风险的手段之一,甚至在美国医保都能覆盖这项手术。国外研究表明,预防性乳腺切除术能够将被手术者因乳腺癌死亡的风险降低 56%。

应注意的是,预防性乳腺切除术并非携带 BRCA1&2 致病突变女性都需要采取的措施,也并不能完全避免乳腺癌的发生。不仅如此,预防性乳腺切除术本身也可能带来手术和全身麻醉的潜在风险。这可能需要患者与医生充分沟通,慎重考虑手术可能带来的收益与风险,最后做出决定。对于携带 BRCA1&2 致病性突变的男性,并没有研究证明,预防性乳腺切除术能够降低其患乳腺癌的风险。

化学预防是指通过使用药物降低携带 BRCA1&2 致病突变的女性患乳腺癌或乳腺癌复发的风险,比如,有研究发现他莫昔芬可能降低携带 BRCA1&2 致病突变的女性患乳腺癌的风险。

65 植入性乳腺重建和自体组织乳腺重建该如何选择?

肿瘤整形技术的发展给乳腺癌患者提供了很多既保证健康、安全,又美

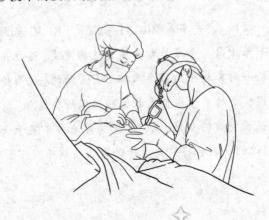

丽、舒适的手术选择。目前乳腺癌患者乳房重建手术主要包括植入性乳腺重建和自体组织乳腺重建两种。植入性乳腺重建也就是人们常说的"植入假体",即将硅胶或组织扩张器等乳腺假体植入胸大肌后进行乳房再造,植入性乳腺重建已经是非常成熟的外科手术,具有操作简单、手术时间短、创伤相对较少、恢复时间较短等优点。在国外,使用假体植入进行乳房重建的比率达到一半以上,患者对术后效果的满意度普遍较高,高品质的硅胶假体不仅安全,且具有与人体正常组织相似的柔韧性、密度,质感逼真。但假体植入也可能存在形状效果不同等问题。

自体组织乳腺重建是将身体其他部位的自体组织(常见的有背阔肌肌皮瓣、腹直肌肌皮瓣等)移植到胸部,进行胸部塑形,再造乳房。自体组织移植的创伤相对更大、恢复期相对较长,但其外观更加自然,质感更加真实,可避免假体可能带来的一系列并发症,且可耐受术后的放射治疗。

温馨提示

植入性乳腺重建和自体组织乳腺重建各有利弊,患者应与医生充分沟通后,根据自身乳房条件、疾病情况、治疗方案以及经济承受能力,仔细权衡,选择适合自己的重建方式,以实现既健康又美丽的目标。

66 手术后,影像学检查已经观察不到肿瘤,还需要治疗吗?

对于可手术的乳腺癌患者,虽然手术清除了几乎全部的肿瘤组织,但术后的辅助治疗也是非常重要的。术后辅助治疗主要包括化疗、放疗以及内分泌治疗3个方面,并非所有患者都需要应用这3个方面的治疗,但根据患者肿瘤分期及病理类型选择适合的辅助治疗对于降低复发率、转移率是非常必要的,这部分内容请参考后续介绍。影像学检查对于乳腺癌术后复发、转移评估至关重

要,虽然近年来影像学检查技术将检测分辨率与检出率不断提升,但仍无法在最早期(即癌细胞水平)发现肿瘤残留或复发,因此切勿因"影像学检查已经观察不到肿瘤"就放弃治疗。

67 手术后多久做放疗、化疗、内分泌治疗、靶向治疗合适?

一般建议乳腺癌术后3~4周开始静脉化疗,但需要依据患者术后身体的恢复情况,年龄较大或者身体恢复较慢的患者可以适当延长时间,但尽量不要超过3个月。

如果术后无须化疗,则术后4~6周可开始放射治疗,根据患者身体恢复情况,如术区伤口拆线,上肢可在一定程度上上抬等,身体恢复较慢的患者可以适当延长时间,但尽量不要超过3个月。

若患者先行化疗后行放疗,则在化疗结束后3~4周开始放射治疗。靶向治疗一般与静脉化疗同步进行。

若患者术后无须放、化疗,辅助内分泌治疗可在术后2周后开始,或与放疗同步使用。若患者需要化疗,则在化疗结束后开始内分泌治疗。

68 哪些乳腺癌患者手术后容易复发?

乳腺癌术后复发影响因素与以下因素相关:年龄、病理类型、肿瘤分期、肿瘤分级、免疫组化情况、腋窝淋巴结转移数目等。年龄小、肿瘤较大、腋窝淋巴结转移多、肿瘤病理恶性度高、组织学分级为Ⅲ级、ER/PR阴性以及BRCA1&2基因扩增的患者相对容易出现术后复发,通常可根据临床病理情况将乳腺癌分为高、中、低复发风险组。

高度复发风险组是指腋窝淋巴结阳性数目大于等于4个,或者淋巴结阳性数目为1~3个,伴有HER-2基因扩增者;以及淋巴结阳性数目为1~3个,免疫组化为三阴性乳腺癌者。

中度复发风险患者包括腋窝淋巴结1~3个阳性,HER-2基因无扩增的患者,以及腋窝淋巴结阴性且具备下列至少1项:①标本中病灶最大径大于2cm;②病理分级为2~3级;③伴有脉管瘤;④HER-2基因过度表达或扩增;⑤年龄<35岁。

低度危险组患者是指肿瘤大小不超过 2cm；腋窝淋巴结阴性；病理组织学分级为Ⅰ级；ER、PR 阳性，HER-2 基因无扩增；无脉管瘤栓；年龄大于等于 35 岁患者。

温馨提示

术后复发与术后未行规律的治疗及不良生活习惯相关。化疗、放疗、靶向治疗及内分泌治疗等可以帮助抑制和杀灭残余的癌细胞，增强自身的免疫能力，减少复发。而一旦患者没有进行规范的辅助治疗，或自行停止内分泌治疗，则会引起乳腺癌术后复发。有的患者以为手术后就彻底康复了，于是经常食用一些富含雌激素的食物或药物，或者术后 2~3 年内怀孕，这些都有可能导致乳腺癌术后迅速复发。

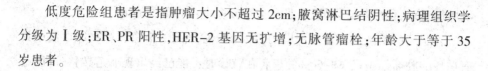

69 化疗真的是"一化就了"吗？

对于癌症患者来说，化疗是很重要的一种医疗手段。但是，也有不少人觉得，化疗会加速癌症患者的衰弱，不到万不得已，绝对不能去做。民间就流传着"化疗、化疗，一化就了"的说法。对于

温馨提示

化疗可以杀灭局部及远处脏器的隐匿性微小病灶，从而降低或推迟局部复发，减少远处转移，达到提高患者生存率，延长生存期的目的。化疗确实也存在一定的副作用，包括骨髓抑制、脱发、心脏毒性等，但如果术前充分评估个体情况，选择合适的药物和合理的给药顺序，规范使用 G-CSF(升白针) 以及心脏保护药物等可以降低化疗引起的副作用。

乳腺癌来说,化疗是必要的,并且在治疗方案中占有重要的地位。

乳腺癌的单纯局部治疗失败的原因在于癌细胞的血道转移,即血液中具有循环的肿瘤细胞。50%~60%的患者在就诊时可能已经出现血道转移,淋巴结阳性的患者若术后不做化疗,70%~80%的患者最终发生远处转移,而淋巴结阴性患者亦有 20%~30%出现复发、转移。

70 怀孕期间(妊娠期)得了乳腺癌怎么办?

确诊为乳腺癌的孕妇,在怀孕的任何时期进行乳房手术都是安全的,与此相反,妊娠期间,禁忌行放射治疗。若为妊娠前期,即妊娠前 3 个月,由于化疗有胎儿致畸的可能性,禁忌在妊娠前期使用,因此于妊娠前期诊断出乳腺癌可能需要做出终止妊娠的艰难决定。若继续怀孕,可择期行全乳切除+腋窝淋巴结手术,在妊娠第 2~3 个月开始辅助化疗。生产后,视情况行辅助放疗及内分泌治疗。若为妊娠中期,即第 2~3 个月和第 3 个月早期,可于怀孕期间择期行全乳切除或保乳手术+腋窝淋巴结手术,术后辅助化疗,并于产后视情况行辅助放疗及内分泌治疗。如果肿瘤偏大或患者保乳意愿强烈,可于怀孕期间先行新辅助化疗,产后行全乳切除或保乳手术+腋窝淋巴结手术,并根据病理情况决定术后辅助治疗;若为妊娠最后 3 个月,可于怀孕期间择期行全乳切除或保乳手术+腋窝淋巴结手术,术后辅助化疗,并于产后视情况行辅助放疗及内分泌治疗。

71 晚期乳腺癌有治疗意义吗?

晚期乳腺癌包括局部晚期乳腺癌和复发转移性乳腺癌(MBC)。

局部晚期乳腺癌 (LABC) 主要指临床Ⅲ期的肿瘤,包括肿瘤最大径>5.0cm,肿瘤直接侵犯胸壁或皮肤以及炎性乳腺癌;还包括同侧转移性淋巴结相互融合,或与其他组织固定,内乳淋巴结转移,同侧锁骨下淋巴结转移以及同侧锁骨上淋巴结转移。

复发转移性乳腺癌顾名思义是指在首次诊疗后出现复发或转移病灶的乳腺癌。20%~30%的早期乳腺癌会发生远处转移并最终因脏器转移而造成患者死亡。尽管复发转移性乳腺癌难以治愈，但却并非不可治疗。强调通过分型治疗、个体化治疗和精准治疗达到长期带瘤生存、延长生命和改善患者生存质量的目标。

随着新药研发，以及基础研究对乳腺癌的了解越来越多，根据不同的分型，合理应用

温馨提示

局部晚期乳腺癌可以通过新辅助治疗降低肿瘤分期，增加手术切除率，提高治愈率，还有助于了解肿瘤对化疗药物的敏感性，控制潜在的微小转移，减少肿瘤的远处播散。通过积极有效的新辅助治疗，一部分患者的病灶甚至能够达到完全消失，总生存率会显著提高。

化疗、放疗、手术、内分泌治疗和靶向药物治疗等多种治疗手段，针对不同乳腺癌患者采用个体化的治疗策略，以最大限度保证患者的临床获益。晚期乳腺癌经过治疗成为慢性病的目标是可以实现的。

72 化疗时恶心、呕吐怎么办？

临床上化疗是抗肿瘤治疗中最常引起恶心和呕吐的治疗，恶心、呕吐对患者的情感、社会和体力功能都会产生明显的负面影响，降低患者的生活质量以及对后续治疗的依从性，并可能造成代谢紊乱、营养失调、体重减轻，增加患者对治疗的恐惧感，严重时不得不终止抗肿瘤治疗。因此，积极、合理地预防和处理肿瘤治疗相关的恶心、呕吐，将为肿瘤治疗的顺利进行提供保障。化疗所致恶心、呕吐（CINV）的治疗原则是以预防和治疗为主，辅以饮食等方式的改善。不同的化疗方案，发生呕吐的风险不同，呕吐的严重程度和持续时间也不同，不是所有的化疗都会强烈呕吐。在治疗前，应充分评估呕吐的发生风险，制订个体化的呕吐防治方案。如在化疗前给予预防性的止吐药物治疗；对于接受高度和中度催吐风险药物的患者，整个风险期，均需对呕吐予以防护，联合应用多种不同作用机制的止吐药能够更好地控制。良好的生活方式也能

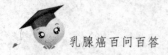

缓解恶心、呕吐,例如少吃多餐,选择健康有益的食物,控制食量,不吃冰冷或过热的食物等。

温馨提示

> 应注意可能导致或者加重肿瘤患者恶心、呕吐的其他影响因素:部分或者完全性肠梗阻;前庭功能障碍;脑转移;电解质紊乱,如高钙血症、高血糖、低钠血症等;尿毒症;与阿片类药物联合使用;另外,肿瘤或者某些化疗药物(如长春新碱),或者其他因素如糖尿病引起的胃轻瘫也会加重呕吐症状;还有心理因素,如焦虑、预期性恶心、呕吐等。

73 化疗患者的饮食有哪些要求?

化疗是一把双刃剑,在杀伤肿瘤细胞的同时,也会给患者带来不同程度的化疗相关不良反应。包括胃肠道不适、乏力以及骨髓抑制等。从饮食上建议患者食物种类多样,选择易于消化、含有优质蛋白的牛奶、鸡蛋、鱼类、肉类、家禽类和豆制品等,以提供每日所需的热量和营养。均衡膳食,健康饮食,少食多餐。化疗前日饮食上推荐低脂肪、高碳水化合物、高维生素和矿物质的食物,如米饭、面食、鱼肉、鸡肉、鸡蛋、瘦肉、豆腐、蔬菜和水果等。

化疗过程中推荐低脂肪、高碳水化合物、少量优质蛋白质食物,以食谷类、蔬菜、水果为主,配以容易消化的鸡肉、鱼肉和鸡蛋等。

如果化疗期间消化道副反应明显,饮食可以流质为主,如菜汤、米汤、果汁等。

化疗结束后宜选择营养丰富且易于消化的食物,如软饭、稀饭、面包、馒头、包子、鱼肉、鸡蛋、鸡肉、煲汤、土豆、香蕉、果酱等。

化疗后血象降低,可以补充高蛋白质饮食,如牛奶、大豆、瘦肉、猪蹄、海参、鱼、动物肝脏及红枣、花生、核桃、黑木耳、胡萝卜、赤小豆等，这些有助于提升血细胞。

化疗期间可适量增加骨头汤或动物血制作的饮食，多吃如黑芝麻、黑米、黑豆、黑枣等食物。

化疗后如出现口腔黏膜炎，在保持口腔清洁的同时，可以补充高营养流质或半流质饮食，如莲子羹、牛奶、豆浆、鲫鱼汤等。

温馨提示

进食时避免过热、过酸及刺激性饮食。化疗后的胃肠道反应建议患者食开胃食品，如山楂、扁豆、山药、白萝卜、香菇等，少吃多餐，适当运动，避免饱腹感，可用酸奶替代牛奶，减少腹部胀气。

74 化疗期间口腔溃疡如何处理？

口腔溃疡是化疗常见的不良反应，多发生在化疗后第5天，发病率达60%以上。口腔溃疡的发生影响患者的生活质量，严重者还会影响患者进食，导致营养缺乏、水电解质紊乱。因此积极地预防及治疗化疗期间的口腔溃疡对改善患者生活质量大有益处。

建议化疗前后保持口腔清洁，坚持常规有效的漱口方式，可选用漱口

温馨提示

如果已经发生口腔黏膜炎，应进食易消化的食物，辅以大量的蔬菜、富含维生素的水果等，特别要注意营养均衡搭配，补充高营养流质或半流质，如莲子羹、银耳羹、牛奶、豆浆、鲫鱼汤；适量口服维生素C、维生素E、维生素B等；避免过热、过酸、油炸及刺激性食物。如口腔溃疡加重、加深，则应到正规医院口腔专科就诊。

液漱口,早晚刷牙,餐后用冷开水,用力漱口 3~5 次,每次 20 秒以上;清洁口腔后可在溃疡面涂用口感凉爽舒适的药物,如珍珠粉、碘甘油涂剂等。

多饮水,每日饮水量为 1500~2000 毫升,大量尿液可促使化疗药物的代谢产物从肾脏排出。

化疗期间尽量减少口腔操作和口腔器具佩戴,并建议患者在化疗用药前,应进行一次牙周全面洁治,控制牙龈炎、牙周炎,拔除残牙根,充填龋齿等,治疗已有的口腔疾病,并戒烟酒。

咀嚼口香糖可以增加唾液分泌,改善局部口腔血循环,有提高口腔局部抵抗力的作用。

75 化疗时脱发该如何处理?

化疗药物既杀伤恶性增殖的肿瘤细胞, 也影响人体中增生活跃的正常细胞。毛囊细胞的损伤会引起脱发。脱发也不仅仅是头发,眉毛、睫毛、阴毛都会不同程度地脱落。这种脱发通常发生在治疗后 2~3 周,甚至两次治疗之后才发生,在梳头或者洗头时最为明显。

不同化疗药物在脱发上会表现不同,也有一些化疗药物不会引起脱发,但会引起头发颜色变浅或者变浓。

化疗后脱发在化疗停止甚至化疗后期都会重新生长, 化疗结束后通常几周时间,绝大多数人的头发都会陆续长回原样,但可能发质会略有不同。半年到一年后,绝大多数患者的头发会恢复到和以前一样。

化疗后脱发的护理也很重要,洗完头发,如果必须用吹风机,请用温和的低温风速。梳头发时尽量使用软的梳子,尽量使用温和的洗发液,不要

温馨提示

至于有些尝试化疗中冰帽保护以降低毛囊细胞的代谢从而减少脱发,但是实践中并不方便,效果也不确切。建议化疗前根据不同的方案有充分的思想准备,备好假发、帽子等。

烫发。尽量不要留长发,剪短发会使头发看上去要浓密一些,即使脱发也易处理。不要染发或定型。冲水不可用热水,只可用温水。每天洗发后,使用能收紧头皮、控制油脂分泌的洗、护发液以减少脱发。

76 乳腺癌化疗副反应大等同于疗效好吗?

乳腺癌的化疗药物一般通过改变或抑制肿瘤细胞的生化代谢过程,干扰肿瘤细胞的恶性增殖。然而化疗药物对正常细胞也有毒性,在治疗的过程中会引起化疗相关的不良反应。那么化疗副反应越大说明疗效越好吗?答案不一定。有些药物如氮芥、环磷酰胺、阿霉素等随着药物剂量的增加,疗效也会提高,而且还有可能在一定程度上克服恶性细胞的耐药性。当然,化疗药物的剂量加大,不良反应也就增加,从这个观点看,似乎不良反应越大,化疗效果越好有一定道理。但是,化疗药物的剂量不能随意增加,每个药物有安全的剂量要求,超出一定剂量范围后,疗效并不增加,毒性反应则明显增加。目前,随着化疗辅助药物的进步和发展,化疗药物的不良反应得以最大限度地减轻,如化疗药物引起的外周血白细胞减少,通过应用粒细胞集落刺激因子,如吉粒芬、惠尔血(非格司亭)等治疗,可以保证化疗药物的剂量增加或完成密集化疗方案,进而提高疗效。

此外,止吐药物的更迭换代,使得顺铂化疗后的恶心、呕吐反应明显减轻。

温馨提示

单纯讲乳腺癌化疗后副反应越大疗效越好是不准确的,化疗后的不良反应和疗效应根据具体药物、化疗方案、是否合并应用辅助用药、治疗后影像学检查结果等因素综合分析。原则上在临床实践中应使患者通过化疗获得最大疗效,并且尽可能降低化疗药物引起的不良反应,改善患者化疗期间的生存质量。

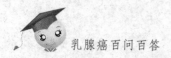

77 老年乳腺癌患者的特征和化疗耐受性指的是什么？

随着女性平均寿命的延长,老年乳腺癌患者也在逐年增多。由于大部分临床试验的年龄上限是 70 岁,因此对于老年乳腺癌患者的诊断和治疗长期缺乏规范性的临床数据。目前关于老年乳腺癌患者的临床、病理特点和治疗方式选择上没有定论,然而与其他年龄段乳腺癌患者相比,老年乳腺癌在生物学特性上有自己的独特性,此类患者对创伤较大的手术、麻醉或化疗药物毒副反应的耐受能力差、并发症多、治疗风险大。

老年患者常存在慢性并发症,如糖尿病、高血压、心脏病变、脑血管病和呼吸系统疾病等,各种并发症与乳腺癌之间可能存在相互影响,因此在治疗前需要对老年乳腺癌患者进行充分的治疗前评估,包括综合性衰老测定(CGA)、预期寿命、生活质量等,从而有针对性地选用标准治疗、个体化治疗或姑息支持治疗。

对于需要化疗、综合评估也允许做化疗的老年患者,化疗剂量的随意减低不能保障疗效,辅助化疗一样需要标准剂量。对于晚期患者,化疗推荐以单药化疗为主,如果需要联合化疗,可以予以个体化方案。

温馨提示

目前在治疗原则上,已经由"可耐受的最大治疗"转化为"有效的最小治疗"。约 80% 的老年乳腺癌患者为 ER 或 PR 阳性,其生物学特性好,侵袭性较弱。内分泌治疗往往是老年乳腺癌患者的重要治疗手段,其不良反应较轻、老年患者易于耐受,无论淋巴结呈阳性还是阴性,患者均能从内分泌治疗中受益。

78 化疗和内分泌治疗联合应用可行吗？

化疗和内分泌治疗是乳腺癌的主要治疗手段,二者并不相互排斥,而是乳腺癌综合治疗的一部分,但是化疗和内分泌治疗是否应当联合应用,仍然存在争议。对于雌(孕)激素受体阳性的早期乳腺癌患者,术后辅助化疗与内分泌治疗不建议同时应用, 多采用序贯治疗。对于复发转移性乳腺癌患者的解救治疗,内分泌治疗是一个独立的治疗手段,多项国际多中心的大型临床试验均表明单独应用内分泌治疗具有明确的有效性和临床获益率。

他莫昔芬与蒽环类方案化疗联合应用的临床研究表明,二者联用"增毒不增效"。芳香酶抑制剂与化疗的联合应用也存在临床试验结果不一致的情况,因此在专家共识中,并不推荐化疗与内分泌治疗同时应用,倡导化疗与内分泌治疗有计划、有目的地序贯应用,实现最大程度的疾病控制。但目前仍有不同的化疗与内分泌药物联合方案在临床试验中, 需结果回报才能更好地回答这个问题。

79 化疗和靶向治疗联合应用有可行性吗？

化疗药物没有选择性,不分敌友,既杀伤肿瘤细胞,又杀伤正常细胞。临床治疗中会根据大型临床研究的循证医学证据来帮患者选择和制订化疗方案,个体精准性不强。

而靶向治疗是基于患者基因水平上的特性来选择针对性的靶向治疗药物, 达到抑制或杀灭肿瘤细胞又不损伤正常细胞的目的, 最大的区别就是选择性更强,所以疗效好,毒性更低,前提是需要检测是否有靶点可治疗。乳腺癌最

温馨提示

靶向治疗是在化疗的基础上提高疗效,而不是代替传统的化疗。尽管曲妥珠单抗单药治疗也有确切的临床疗效,但化疗与靶向治疗联合应用能显著提高疗效。

重要的靶向药物曲妥珠单抗，即是针对 HER-2 过表达的乳腺癌的治疗。HER-2 过表达型包括 HER-2 过表达或者扩增，即 IHC 法检测 HER-2+++，或者 FISH 法检测 HER-2 基因扩增。乳腺癌中约有 25% 的患者为 HER-2 过表达型。

随着抗 HER-2 靶向药物研发的不断成功，双靶向治疗联合也是临床可取的治疗策略。还有把化疗药物和靶向药物相偶联的新剂型 TDM-1，即是单药应用，无须再联合化疗。还有作用于其他靶点和信号通路的靶向药物，如依维莫司、CDK4/6 抑制剂，只有和化疗或内分泌治疗联合应用，才能使患者最大获益。

80 化疗药物为什么不能通过外周血管输注？

目前静脉给药是化疗的主要途径之一，许多化疗药物对外周血管具有严重毒性和刺激性，反复穿刺及大剂量化疗药物的刺激，往往会对血管造成不同程度的损伤，血管弹性、脆性改变，血管壁变厚、变硬，管壁变细，血管阻塞，最后造成静脉穿刺困难。

药物渗出及对周围皮肤的刺激，会引起局部疼痛、肿胀以及皮肤的色素沉着甚至坏死，给患者造成痛苦，加重患者的心理负担，影响患者的治疗和康复。因此保护化疗患者的静脉血管极为重要。

在目前的血管通道装置中以植入式静脉输液港、深静脉穿刺置管和经周围静脉插入的中心静脉插管(PICC)3 种最为常用，三者各有其特点。深静脉穿刺置管和 PICC 维持时间相对较短，数周到数月，对暴露在外的管道护理要求极高。PICC 是经外周静脉置入中心静脉导管，材质柔软、易曲、耐用，适合长时间使用，避免了反复穿刺。而静脉输液港是一种可以完全植入体内的静脉输液装置，为需要长期输液治疗的患者提供可靠的静脉通道，用于输注各种药物、补液、营养支持治疗、输血及血样采集等。其优点是一次植入，可保留较长时间(8~10 年)。化疗药物通过导管直接输送到中心静脉，保证了肿瘤患者化疗方案有计划、按时、安全地进行，防止刺激性药物对外周静脉的损伤，保护了血管，减少了局部组织坏死等不良反应。

81 **乳腺癌治疗过程中有些人会出现停经现象,为什么?**

乳腺癌的治疗包括。手术治疗、化疗、内分泌治疗、放疗、靶向治疗等多种治疗手段。未绝经的乳腺癌患者在经历上述治疗过程时常常会出现月经紊乱乃至停经的现象。上述不同治疗过程导致的停经原因不同,对患者的影响程度也各不相同。

(1)手术治疗导致的停经。患者的紧张、焦虑以及恐惧情绪是手术导致停经的主要原因。一般患者调整精神状态后月经可恢复正常。

(2)化疗导致的停经。化疗导致停经的原因主要是化疗药物对卵巢的毒性作用,导致卵巢分泌性激素的功能受损,从而出现月经紊乱乃至停经。严重者可引起卵巢功能衰竭,使患者提前进入绝经状态。化疗对卵巢的损害程度取决于化疗药物的种类、患者的年龄(年龄小于 40 岁的患者约 50%以上在化疗结束后可恢复月经,而大于 50 岁的患者化疗后月经恢复的可能性很小)、患者本身的体质等因素。研究发现,化疗后绝经的患者预后更好。因此,化疗后出现绝经情况不要恐慌和焦虑,顺其自然。

(3)内分泌治疗导致的停经。未绝经乳腺癌患者的内分泌治疗包括卵巢功能抑制(卵巢去势)和他莫昔芬口服治疗。卵巢去势主要有 3 种方式:药物去势、放疗去势和手术去势。卵巢去势的最终目标是抑制卵巢功能,这必然会导致停经。药物去势导致的停经是可逆转的,停药以后月经一般会恢复。放疗去势以及手术去势是不可逆转的,会导致患者永久停经(绝经)。他莫昔芬可以拮抗体内雌激素的作用,从而导致月经紊乱乃至停经。年轻患者停服他莫昔芬后大多可以恢复月经。

综上所述,乳腺癌治疗过程中不同治疗手段导致的停经原理虽然不同,但都不需要特殊处理。

82 **化疗间期骨髓抑制和肝功能损害怎么办?**

乳腺癌化疗最常见的副作用是化疗药物造成的骨髓抑制,通俗地说就是白细胞降低、贫血、血小板降低,而其中又以白细胞降低最为常见。因此,作为

我们为什么要这么关注白细胞?

白细胞降低有什么危害呢?因为白细胞在人体内起抗感染的作用,是人体抵御感染的重要保障,如果白细胞过低,我们将无法抵御哪怕一点点感染,到时一个小小的感冒继发的感染就有可能造成严重的危害。

患者,在化疗间期首先要关注的就是白细胞是否降低以及降低的程度。大部分患者白细胞在化疗后的 2~3 天开始降低,往往 7~9 天是低谷,之后会有反弹,一般会在 2~3 周后白细胞不再降低。因此我们需要在化疗后的 2 周内,尤其前 10 天密切关注白细胞,显著降低时需要给予药物升高白细胞,如果白细胞明显降低并伴有发热,严重者需要住院治疗。

除了白细胞,我们当然也要关注血红蛋白和血小板,但通常这两者不会明显降低,如果化疗间期出现了明显降低,需要及时和医生联系。

另一个在化疗间期比较容易出现的是肝功能损害,往往表现为谷丙转氨酶、谷草转氨酶、黄疸的升高。轻度升高的话,可以在严密观察及药物治疗下继续化疗,而重度升高就需要及时和医生联系,甚至可能暂停化疗或更改方案。

83 哪些乳腺癌患者需要接受手术后放疗?

(1)乳腺癌保乳术后的患者。所有浸润性乳腺癌保乳手术后的患者通过全乳放疗都可以降低 2/3 的局部复发率,同时瘤床加量可以在全乳 45~50 Gy 剂量的基础上进一步提高局部控制率,瘤床加量对于 60 岁以下的患者获益更显著。对于部分低危患者,如 70 岁以上、病理 I 期、激素受体阳性、切缘阴性的患者鉴于绝对复发率低,全乳放疗后乳房水肿、疼痛等不良反应消退缓慢,可以考虑单纯内分泌治疗而不行放疗。

(2)乳腺癌根治术后的患者。全乳切除术后放疗可以使腋窝淋巴结阳性的患者 5 年局部(区域)复发率降低到原来的 1/4~1/3。全乳切除术后,具有下列预后因素之一者,则符合高危复发,具有术后放疗指征,该放疗指征与全乳切除的具体手术方式无关。

乳腺癌全乳切除后需化疗的指征

- 原发肿瘤最大直径大于等于 5cm，或肿瘤侵及乳腺皮肤、胸壁。
- 腋窝淋巴结转移大于等于 4 枚。
- 淋巴结转移 1~3 枚的 T1 或 T2 期乳腺癌，目前的资料也支持术后放疗的价值。其中包含至少下列一项因素的患者可能复发风险更高，术后放疗更有意义：年龄小于等于 40 岁；腋窝淋巴结清扫数目小于 10 枚时转移比例大于 20%；激素受体阴性；HER-2/neu 过表达等。

（3）对于保乳术后的导管内癌患者也推荐放疗。

（4）新辅助化疗后病灶即使达到病理完全缓解状态，一般仍然需要根据新辅助化疗前的病理分期，决定是否放疗。

84 对于放疗引起的副作用该如何处理？

一般来说放疗的副作用不大。

乳腺癌放疗最常见的副作用为皮肤损伤。一般在放射治疗 2~3 周内出现，表现为局部皮肤发红、干燥、刺痛、发痒等，随着治疗的进展，皮肤会变得潮湿、起疱。因此，在治疗期间应尽可能将放疗部位暴露在空气中；或者穿宽松的全棉衣服；如无医嘱，不要在放疗区域涂抹任何护肤品；清洗时最好用温水轻拍，不要用湿毛巾擦拭皮肤。放疗的皮肤反应是暂时的，一般治疗结束后就会痊愈，但是皮肤颜色可能会发生永久性变化，如色素沉着。另外，大多数患者放疗后乳房外观、感觉与放疗前一样，少数人放疗后乳房可能变硬、变大、变小或者皮肤变得更敏感或麻木。

放疗较常见的副作用还有疲劳，一般出现在放疗最后几周和治疗后，因此在这一段

温馨提示

乳腺癌放疗还可能引起放射性肺炎、心肌损伤、肋软骨炎、肺纤维化等。虽然现在随着放射技术的进步，发生概率越来越小。但一旦发生，需要对症治疗。

时间内应注意多休息,但也可以进行一些力所能及的活动。

放疗还可导致小部分患者出现术侧上肢淋巴水肿,一般在放射治疗 6~7 周后出现。因此,放疗期间及放疗后患者仍应坚持上肢的功能锻炼,在临睡前用软枕垫高患肢以促进血液回流。

85 术后辅助内分泌治疗方案,在绝经前和绝经后的患者中是否有所不同?

绝经前(围绝经期)激素受体阳性的早期乳腺癌患者,雌激素来源于卵巢,在接受辅助内分泌治疗时,优先选择雌激素受体拮抗剂他莫昔芬,部分高危患者需行卵巢功能抑制,抑制卵巢产生雌激素,再配合他莫昔芬或芳香酶抑制剂应用。卵巢功能抑制的方法包括药物去势、手术去势和放疗去势。他莫昔芬的治疗时长根据病情不同,可以分为 5 年或 10 年。

绝经后的女性卵巢停止分泌雌激素,体内雌激素主要来源于脂肪、肌肉、肝脏及乳腺肿瘤中分泌的雌激素,经芳香酶的作用转化成雌激素。因此,绝经后患者的术后起始治疗首选芳香酶抑制剂。目前常用的第三代芳香酶抑制剂包括阿那曲唑、来曲唑、依西美坦。

绝经后确诊为激素受体阳性乳腺癌的女性应该接受以下方案中的 1 种辅助内分泌治疗:芳香酶抑制剂 5 年治疗;他莫昔芬 5 年后转向芳香酶抑制剂 5 年,或者他莫昔芬 2~3 年并转为芳香酶抑制剂 5 年;他莫昔芬 10 年。部分高危患者在 5 年芳香酶抑制剂应用后可延长至 10 年。

86 乳腺癌辅助内分泌治疗药物主要有哪些?

乳腺癌辅助内分泌治疗药物的品种较多,根据作用机制可分为抗雌激素类药物、芳香酶抑制剂、促黄体生成激素释放激素类似物等,其中抗雌激素类药物和芳香酶抑制剂在乳腺癌内分泌治疗中占主导地位。

抗雌激素类药物主要通过与雌激素受体相结合,阻断雌激素对其受体的作用。其代表药物包括他莫昔芬和托瑞米芬。他莫昔芬已被用作绝经前妇女乳腺癌内分泌治疗的首选药物,一般应用 5~10 年,用量为 10 毫克,每日两次。托瑞米芬是三苯氧胺的衍生物，长期服用的安全性和耐受性都很好，用量为60毫克，每日1次。

芳香酶抑制剂仅适用于绝经后患者，根据化学结构可分为非甾体类和甾体类药物两类。非甾体类芳香酶抑制剂包括阿那曲唑和来曲唑，对芳香酶具有选择性和竞争性的强力抑制活性作用。甾体类芳香酶抑制剂主要有依西美坦，通过不可逆地竞争细胞色素P450的催化中心抑制芳香酶的作用。芳香酶抑制剂应用过程中应注意骨密度检测，配合钙片、维生素D_3的应用以减少骨质丢失。

温馨提示

促黄体生成激素释放激素类似物通过负反馈作用抑制下丘脑产生促性腺激素释放激素（GnRH），同时还能竞争性地与垂体细胞膜上的 GnRH 受体或 LHRH 受体结合，阻止垂体产生 FSH 和 LH，从而减少卵巢分泌雌激素。促黄体生成激素释放激素类似物的代表性药物为戈舍瑞林、亮丙瑞林、曲普瑞林等。可用这些药物进行药物性卵巢功能抑制，适用于绝经前期年轻、相对复发风险较高的乳腺癌患者。

87 绝经前乳腺癌患者内分泌治疗时需要行卵巢功能抑制吗？

卵巢功能抑制是指对于绝经前激素受体阳性的乳腺癌患者，为了降低复发风险，通过各种方法降低卵巢分泌的雌激素，来抑制肿瘤细胞的生长活动，从而进一步降低复发风险。

随着国际上最新的几个临床试验结果（SOFT 及 TEXT 等研究）相继发布，绝经前卵巢功能抑制的地位已被确认。但并不是所有患者都需要卵巢功能抑

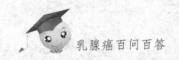

制，应综合考虑患者的复发风险和治疗获益、不良反应等多种因素再制订方案。对于复发风险很低的患者，只用单药他莫昔芬治疗 5 年已经足够，不需要加用卵巢功能抑制；对于复发风险较高的患者(年轻、化疗后还有月经、肿瘤组织学分级高、多个淋巴结转移等)，需要加用卵巢功能抑制。卵巢功能抑制+芳香酶抑制剂方案是首选方案，卵巢功能抑制+他莫昔芬为可选方案。卵巢功能抑制最佳治疗时长为 5 年。

目前常用的卵巢功能抑制方法包括：药物去势、手术去势及放疗去势。药物去势只采用促黄体生成激素释放激素类似物，代表性药物为戈舍瑞林、亮丙瑞林、曲普瑞林等。一般具有可逆性特点，停药后大多年轻患者可恢复月经。手术去势多采用腔镜下双侧卵巢切除，手术去势和放疗去势一般为不可逆的。

88 内分泌治疗后的常见副作用有哪些?

药物治疗因为本身的药物特性往往伴随副作用,内分泌治疗也不例外。常规的内分泌药物可分为绝经前药物和绝经后药物。绝经前药物常见代表是他莫昔芬。

他莫昔芬的不良反应

- 胃肠道反应：食欲缺乏,恶心,呕吐,腹泻。
- 生殖系统：月经失调,闭经,阴道出血,外阴瘙痒,子宫内膜增生,内膜息肉和内膜癌。
- 皮肤：颜面潮红,皮疹,脱发。
- 骨髓：偶尔出现白细胞和血小板减少。
- 肝功能偶尔有异常。

长时间大量使用,极少数患者可以出现视网膜病和角膜混浊。治疗前应常规进行子宫 B 超检查,测定内膜厚度。绝经后药物常见代表是芳香酶抑制剂。

芳香酶抑制剂的不良反应

- 神经质,兴奋。
- 感觉异常,感觉迟钝。
- 浅表或深部血栓性静脉炎。

- 红斑、斑丘疹、水泡疹、牛皮癣。
- 乏力和不适。
- 骨质疏松、骨痛。
- 偶见阴道流血。
- 肝肾功能损害。
- 恶心，口干。
- 腹泻，便秘。
- 头晕，失眠，疲劳。
- 食欲增加，体重增加。应当在治疗前检测骨密度，并配合维生素 D_3 使用。

药物副作用无法完全避免，可以采取相应的措施进行缓解，以提高生活质量。目前乳腺癌内分泌治疗的疗程为 5~10 年，不可擅自停止内分泌治疗，以免影响乳腺癌的治疗效果。如果药物副作用严重影响生活质量与治疗，可以和自己的主管医生商量，改用其他合适的药物。

89 何为抗 HER-2 的靶向治疗？安全吗？

HER-2 是一种生长在乳腺癌细胞表面的蛋白受体。10%~20% 的乳腺癌患者呈现 HER-2 过表达（即病理报告检测免疫组化 HER-2+++或者 FISH+）；HER-2 的过表达通常代表预后差，复发、转移风险高，患者生存期短。而正是这类 HER-2 过表达的患者需要抗 HER-2 治疗，即所谓的靶向治疗。

乳腺癌靶向治疗的主要目的是将肿瘤细胞表达而正常细胞较少表达或不表达的特定基因或基因产物作为治疗靶点，最大限度地杀死肿瘤细胞而减少对正常细胞的伤害，对于早期乳腺癌能显著降低复发、转移风险（术后辅助接受靶向治疗可降低 36%~52% 的复发转移风险），对于晚期乳腺癌患者可延长总生存时间，改善患者生活质量。根据目前的国际指南及大量的临床试验和专家讨论，已证实针对 HER-2 阳性乳腺癌的生物靶向治疗已成为 HER-2 阳性乳腺癌患者的标准治疗。

靶向治疗总体来说比较安全，但是存在一定的心脏毒性，特别是靶向治疗联合化疗药物，尤其是蒽环类化疗药物会增加心肌损害，严重者会发生心力衰竭。因此，使用靶向治疗之前，需要常规进行心电图、心肌酶谱、心脏 B 超检查。

温馨提示

靶向治疗期间，每3个月复查心脏B超以监测左心射血分数(LVEF)，如果左心射血分数下降到相对正常基线的10%~15%，就应该暂停靶向药物，对症处理后如果心功能好转，则考虑再次使用。因此，对于原有控制不佳的严重高血压、心脏病、心力衰竭患者，不太适合靶向治疗。

90 乳腺癌辅助靶向治疗疗程需要多久？多种靶向药物联合治疗是否必要？

根据目前的国际诊疗指南，HER-2阳性乳腺癌的靶向治疗已成为这类乳腺癌患者的标准治疗方案。对于HER-2基因过表达的乳腺癌患者，目前国内常用靶向药物为曲妥珠单抗(赫赛汀)。

大量国际研究已证实，曲妥珠单抗2年的治疗获益并不优于1年，而1年的治疗获益明显优于半年。因此，目前NCCN指南和中国乳腺癌诊疗指南均推荐曲妥珠单抗标准治疗疗程为1年，根据结合化疗的不同靶向治疗方案，曲妥珠单抗应用频率及剂量有所差异，可每隔21天用药或者每隔7天用药。

随着科学研究的进展，针对HER-2阳性的靶向药物也越来越多。目前国际上已经获得FDA认证的乳腺癌靶向药物还有帕妥珠单抗、拉帕替尼、TDM-1等，这类药物在晚期乳腺癌及乳腺癌新辅助治疗中已得到广泛的运用。乳腺癌靶向药物的联合运用，例如曲妥珠单抗联合应用帕妥珠单抗、曲妥珠单抗联合拉帕替尼等，能明显增加乳腺癌新辅助治疗的病理完成缓解(PCR)率，在晚期患者中可以增加复发或转移病灶的缓解率，延长患者的生存时间。因此，靶向药物联合治疗对于HER-2阳性乳腺癌表现出良好的应用前景。

91 早期乳腺癌容易发生骨转移吗？如何进行治疗？

乳腺癌骨转移发生率为65%~75%。乳腺癌远处转移中，首发症状为骨转移者占 27%~50%。骨痛、骨损伤、骨相关事件(SREs)及生活质量降低是乳腺癌骨转移的常见并发症。

乳腺癌骨转移,作为复发转移性乳腺癌已经是全身性疾病,需要进行综合治疗。综合治疗的主要目标是:①缓解疼痛,恢复功能,改善生活质量;②预防和治疗骨相关事件;③控制肿瘤进展,延长生存期。

骨相关事件

骨痛加剧或出现新的骨痛、病理性骨折(椎体骨折、非椎体骨折)、椎体压缩、变形,脊髓压迫,骨放疗(因骨痛或防治病理性骨折或脊髓压迫),骨转移病灶进展(出现新发、多发骨转移、原有骨转移灶扩大)及高钙血症。

可以选择的治疗手段有:①化疗、内分泌治疗、分子靶向治疗等;②双膦酸盐类药物抗骨转移治疗;③手术治疗;④放射治疗;⑤镇痛和其他支持治疗。应根据患者具体病情,制订个体化综合治疗方案。

温馨提示

乳腺癌骨转移的治疗原则是以全身治疗为主,其中化疗、内分泌治疗、分子靶向治疗作为复发、转移性乳腺癌的基本药物治疗,双膦酸盐类可以预防和治疗骨相关事件。合理的局部治疗可以更好地控制骨转移症状,其中手术是治疗单发骨转移病灶的积极手段,放射治疗是有效的局部治疗手段。

92 如何治疗晚期乳腺癌患者的厌食、恶病质?

肿瘤性恶病质是恶性肿瘤晚期患者极度消瘦的一种临床表现。临床上近80%的晚期肿瘤患者会出现恶病质,其中近20%的肿瘤患者直接死于恶病质。肿瘤性恶病质表现为厌食、体重减轻、脂解作用增强、骨骼肌分解代谢增加而

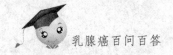
蛋白合成代谢减少等。对于晚期乳腺癌患者,恶病质是常见的致死因素,并且直接影响肿瘤的治疗效果,增加并发症发生率,降低患者的生活质量。肿瘤患者出现营养不良和恶病质的原因比较复杂,有肿瘤本身的原因和来自抗肿瘤治疗的相关因素两个方面。因此,晚期乳腺癌恶病质的治疗应该是多方面的综合治疗,包括营养支持治疗、药物治疗、心理治疗等。

首先是营养支持治疗。研究表明,由专业营养师(配合临床医生)开展的对患者的密切随访(包括对营养状况的关注、营养咨询、饮食指导)可能提高患者的生活质量,甚至延长生存期。营养支持治疗主要包括肠内营养、肠外营养以及特殊营养素的应用等。

其次是药物治疗。近年来,抗恶病质进程的药物层出不穷。目前抗恶病质临床药物主要着重于刺激食欲、促进机体合成代谢、抑制或拮抗炎症相关细胞因子、抗感染治疗、减少骨骼肌消耗等,常用药物包括甲羟孕酮、非甾体类抗炎药、糖皮质激素等。

最后,癌症患者往往都有一定的心理负担,常伴有焦虑、紧张、抑郁等心理变化,这些表现常常会诱发神经性厌食,从而加速恶病质进程。因此,给予患者一定的心理、社会治疗是非常必要的,而且心理指标也是患者生活质量的一个重要衡量指标。

93 什么是肿瘤标志物?肿瘤标志物的升高是否表示肿瘤复发?

肿瘤标志物是指由肿瘤组织产生的、存在于肿瘤组织本身,或分泌到血液或其他区域的体液,或因肿瘤组织刺激,由人体细胞产生,含量明显高于正常参考值的一类物质。这些物质有的不存在于正常人体内,只存在于胚胎中,有的正常人体内含量很低,在肿瘤患者体内才出现高表达,含量超过正常人。其临床应用意义在于:辅助诊断、监测肿瘤的复发和转移、观察疗效、肿瘤的鉴别诊断等。

温馨提示

临床中肿瘤标志物的升高并不意味着一定是肿瘤复发。

首先,许多因素都可能引起肿瘤标志

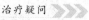

物的升高,包括一些良性疾病如慢性肝病、慢性肾病、胆石症、糖尿病以及某些药物等,甚至抽血、标本保存不当等因素也可能引起一些肿瘤标志物升高。另外,其他一些生物学因素对肿瘤标志物也有影响,如部分妇女在月经期 CA125 和 CA199 可升高。

其次,各种乳腺癌肿瘤标志物在早期乳腺癌患者中的阳性率均在 30% 以下,对原发性乳腺癌的诊断和早期发现意义不大。

再次,乳腺癌治疗效果评价主要参考实体瘤反应评价指标的判断标准,不主张单独使用肿瘤标志物进行评价。需要注意的是在治疗有效病例的初期,可有一过性肿瘤标志物升高,这是因为短时间内癌细胞坏死向血中释放较多的肿瘤标志物识别的抗原。

最后,乳腺癌术后观察期间应进行肿瘤标志物的检测,且主张联合检测。当肿瘤标志物升高应警惕有无乳腺癌的复发和转移,尤其应注意肺、肝、骨、脑的转移,但其敏感度也仅在 50% 左右,因此对肿瘤标记物的动态观察十分必要。

94 早期乳腺癌会痛吗? 疼痛的原因是什么?

乳腺癌早期的表现是患乳出现单发的、无痛性并呈进行性生长的小肿块。大多无自觉症状,肿块常是患者在无意中(如洗澡、更衣)发现的。少数患者可有不同程度的触痛和(或)乳头溢液。

乳腺疼痛是育龄期女性最常见的症状,可以表现为一侧或两侧乳腺疼痛,有些是周期性的乳痛,如月经期前 1~2 周开始乳房胀痛,来月经后乳痛缓解或消失,这种情况是受体内的性激素规律性波动的结果,这种乳腺疼痛在很大程度上都是正常的,或者是生理性的。还有些呈持续性的乳痛,也称为非周期性的乳痛,不论月经前期还是月经期后,乳痛持续或呈波动性,若不缓解,应引起重视。

常见乳腺癌的疼痛往往多见于以下几种情况:乳腺癌兼并乳腺增生,疼痛是由乳腺增生所造成的;或者局部晚期乳腺癌患者可发生肿瘤侵及胸壁、肋骨、压迫重要神经导致痛苦,这种晚期肿瘤比较少见。

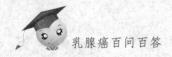

95 如何克服吗啡类止痛药的不良反应?

吗啡类止痛药是癌症三级阶梯止痛中经常应用的药物，主要应用于Ⅲ级癌痛的治疗。其最常见的不良反应有便秘、恶心、呕吐等。对这些常见的不可避免的不良反应,应采取服用辅助类药物等办法给予积极的预防性治疗,以减轻患者的痛苦,避免由于害怕不良反应的发生而影响使用阿片类药物的信心。

临床中有效的阿片类止痛药物都会引起一定程度的恶心和呕吐。因此,所有应用吗啡类止痛药的患者都应接受止吐剂治疗,常用的治疗方案如下:①夜间使用氟哌啶醇 1.5~3.0 毫克;②每隔 8 小时使用赛克力嗪 50 毫克;③每隔 6 小时使用甲氧氯普胺 10~20 毫克。目前尚无证据表明上述 3 种治疗方案何者为优。但是在阿片类止痛药物用量趋于稳定后,由阿片类止痛药物引起的恶心和呕吐症状几乎消失,此时如果患者仍然存在恶心症状,应查找其他原因。

> **温馨提示**
>
> 乳腺癌晚期疼痛有可能非常剧烈，患者难以忍受,很多情况甚至需要吗啡、杜冷丁(哌替啶) 等毒麻药物才能暂时性地止痛。

阿片类药物的疗效是随着剂量的增加而增加的，但同时副反应也增加。其中阿片 μ 受体,作用于中枢神经系统,主要产生镇痛作用,在胃肠道激活主要抑制胃肠道的蠕动,减少胆汁、胰腺的分泌。由于阿片类止痛药物在胃肠道的分布比例较高,如芬太尼在中枢与胃肠道系统的药物分布比例是 1:1.1,吗啡是 1:3.4,其作用主要是导致胃肠道功能紊乱,所以长期口服阿片类止痛药物可引起严重的便秘。晚期癌症患者即使不服用阿片类止痛药物便秘发生率也很高,并需要使用缓泻剂。

阿片类药物能促进排便反射或使排便顺利,按其作用机制可分为以下 3 类

- 容积性泻药,如硫酸镁、硫酸钠、白色合剂等,还有食物性纤维素等物质,如乳果糖、食物纤维素(蔬菜、水果等)。
- 刺激性泻药,如酚酞、双醋酚汀、蓖麻油、果导、大黄等。
- 润滑性泻药,如甘油、液状石蜡、甘油栓、开塞露、麻仁丸等。

96 参加临床试验安全吗？能为患者带来什么好处？

在大型肿瘤医院和肿瘤中心，我们经常可以看到各种各样的临床试验招募计划，许多患者接受了临床试验提供的治疗。然而相比欧美发达国家，我国肿瘤患者参加临床试验的比例非常低，绝大多数患者仍然对临床试验望而却步。这种现象主要源于中国患者对于临床试验的认知程度不够。很多中国患者认为参加临床药物试验等于让自己当"小白鼠"，替后人试药。事实上，并非如此。

临床试验的本质是一种科学探索，是一个经过严格审查程序的科学研究。临床试验均是在人体医学研究伦理准则《世界医学大会赫尔辛基宣言》的指导下，按照我国食品药品监督管理局颁布的《药物临床实验质量管理规范》的要求进行的。一项临床研究发起前必须经过科学学术委员会的审查，充分评估其科学性和合理性，并认为其至少理论上较目前的标准治疗更有优势。例如，对于未知性较大新药临床试验，为了保障参加试验患者的人身安全与健康，在临床试验开展前要进行大量的实验室研究，取得动物的疗效与安全性试验数据，以

临床试验能为患者带来什么好处

临床试验是一个获得更好疗效或者最新治疗方式的机会。开展一个临床研究是因为对于某一类患者来说，传统的标准治疗、药物疗效或安全性不令人满意，或者已经没有合适的公认的治疗方法或药物。在一些科学理论和证据的支持下，某些新的药物或治疗可能带来新的突破。因此参加临床试验的患者，在困境中就有可能闯出一条路来，比其他患者更快地接触到更新、更好的治疗方法，获得更好的疗效和突破。当然，参加临床试验还能获得另一个好处，就是免费的药物和检查，可大大减轻患者的经济负担。

及其他的药学数据方可进入小规模的临床Ⅰ期试验。临床Ⅰ期试验的目的是观察药物的初步疗效和毒性。如能通过临床Ⅰ期试验，才可逐步进行更大规模的临床Ⅱ、Ⅲ期试验，最终成为临床标准。

因此，参加临床试验是一举多得的科学研究基础上的治疗方法。

康复疑问

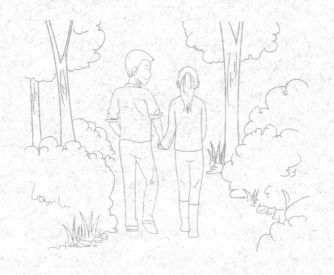

97 乳腺癌术后为什么要进行复查?

乳腺癌是一种全身性疾病,随着现代医学发展和研究的进步,乳腺癌的治疗效果不断提高。但部分患者仍然面临着局部复发、远处转移和第二原发癌(对侧乳腺癌、非乳腺的原发癌症)等危险。乳腺癌最常见的复发和转移方式包括局部转移、淋巴转移、骨转移、肝肺转移、脑转移等。复查对发现肿瘤的进展、及时制订有效的治疗方案有重要意义。同时,乳腺癌患者在经过手术、放疗或药物治疗后可能发生一些不良反应,定期复查能增强患者治疗的信心,提高治疗的依从性,改善患者的生活质量。

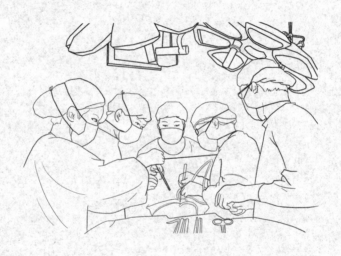

98 有些患者总是担心乳腺癌复发,如何预防乳腺癌复发、转移?

乳腺癌初次治疗后,大约50%的复发发生在3年之内,75%的复发发生在5年之内。临床研究表明,术后2~3年间是乳腺癌复发的高峰期。依据国际病理分型,Her-2阳性和三阴性乳腺癌2~3年后复发概率明显降低,但对于管腔样A型和管腔样B型的患者,5~6年后仍有复发风险。乳腺癌复发、转移原因复杂,受许多因素的影响,如病理分期、病理类型、肿瘤生物学特点、治疗依从性、饮食营养、行为方式、心理等。乳腺癌复发风险有较大的个体差异,应根据复发风险和治疗敏感性给予个体化治疗。预防乳腺癌复发、转移应从规范化治疗、坚持治疗、合理饮食、建立健康的行为方式、积极的心态、定期复查等方面做起。积极参与临床研究,可能进一步降低复发风险。

(1)规范治疗。以手术为主的综合治疗,在于术后可能需要放疗、化疗、靶向治疗、内分泌治疗等辅助治疗。患者需正确看待乳腺癌复发风险,按照规范并按期进行相应治疗。

(2)坚持治疗。乳腺癌治疗时间较长,部分乳腺癌类型的内分泌治疗长达10年以上,乳腺癌患者与医生进行沟通,做好治疗的充分准备,制订长期计划,以提高治疗的完整性。

(3)合理饮食。合理控制体重,避免肥胖,减少高热量、高脂肪食物的摄入,避免摄入含雌激素的食物等。

(4)建立健康的行为方式。适当进行运动,参与社会活动,回归工作后避免过度疲劳。

(5)保持积极的心态。保持积极乐观的态度,建立战胜疾病的信心。

(6)定期复查。乳腺癌术后第1年内一般每3~4个月复查1次,第2~3年每3~6个月复查1次,第3~5年每6~12个月复查1次,第5年以后每年复查1次。

(7)参与临床研究。经常有患者担心参与临床研究让自己成了"小白鼠"。实际上,能够在人体进行的研究早就在大量小白鼠身上实验过了!每一种有效的药物都需要经过临床研究验证,所以参与临床研究意味着有可能提前获得有效治疗方案。此外,现代医学伦理的严谨性,要求详细评估每个临床研究可能为患者带来的危害,如果对患者带来的可能危害超过获益,是不可能开展的。

大部分早期乳腺癌患者通过规范的诊治,能够获得长期治愈,重获新生。部分高危乳腺癌患者通过治疗也能获得长期的生存时间。

99 乳腺癌患者治疗结束后还能继续工作吗?

乳腺癌最终治疗的目的是恢复健康并能从事适当的工作和参加社会活动,大部分专家认为,只要治疗后康复都完全可以。但由于乳腺癌病情的不同,

接受治疗的种类和效果也不同，患者工作能力的恢复因人而异。如果早期发现，早期治疗，并且得到了彻底治疗，恢复正常的工作能力是毫无疑问的。当癌症已非早期，治疗又给身体带来了一定的损伤，则要根据自身的体力和精神来安排适当的工作。早日恢复工作，可以从工作中获得愉快和欣慰，特别是参加社会活动时，精神上会产生信心和力量，分散对疾病的注意力，对进一步康复有好处。但应注意的是恢复工作不要过度劳累，而是要劳逸结合。

100 如何预防乳腺癌术后上肢肿胀？

乳腺癌患者行腋窝淋巴清扫术和前哨淋巴结活检术的常见并发症为上肢水肿。据报道，上肢淋巴水肿的发生率为10%~30%。由于清扫腋窝淋巴结，淋巴管被切断，使淋巴回流受阻，术后患肢易出现水肿，若处理不当，易引起淋巴管炎，使上肢肿胀加剧，影响患肢功能，严重的会影响患者的生活质量。为预防上肢肿胀，应指导乳腺癌患者进行患侧上肢的保护和功能锻炼。

(1)患侧上肢的保护。避免予患侧上肢过大的压力，如穿紧身衣或紧袖衣、患肢佩戴过紧的首饰、背较重的包、提重物、测量血压等。避免患肢长时间下垂，应给予患肢支持，长期静态工作时应将患肢适度抬高，以增加淋巴液的回流，睡觉时尽量避免患肢受压。避免患肢受伤及患肢的任何皮肤破损，包括各种注射、抽血、烫伤、蚊虫叮咬等，清洗玻璃器皿、碗盘时应戴手套，避免割伤。一旦患肢受伤，应及时到医院处理。已发生患肢肿胀的患者，在排除肿瘤复发、感染的情况下，可以佩戴弹力手套以促进淋巴液的回流，参加运动如打网球、乒乓球或乘飞机的患者，也最好使用弹力手套，以预防淋巴水肿的发生。

(2)患侧上肢的锻炼。患肢宜尽早开始锻炼并严格遵守循序渐进的原则，不可随意提前，以免影响伤口的愈合。皮下积液较多及进行乳房重建术的患者应适当推迟锻炼时间，功能锻炼必须持之以恒，建议持续数年以上。术后早期锻炼要适度，避免患肢过度劳累和下垂过久，以免引起肢体肿胀，肩部活动以不产生明显疼痛为限。

功能锻炼共分 3 个阶段

- 拔除引流管前(术后 1~7 天)锻炼以指、腕、肘关节的运动为主,进行握拳运动、手腕旋转运动、屈肘运动,避免患侧上肢外展、上举,禁止提重物。拔除引流管拆线前(术后 8~21 天)主要以前臂、后臂及肩关节的锻炼为主,进行旋肩运动即往前、往后旋转肩部。
- 上提运动,即健侧手握住患侧大拇指,双臂前升,向上慢慢举起至头部水平,并逐渐上升。
- 钟摆运动即从肩膀发力摇摆,向前、向后、向两旁,然后慢慢绕小圆圈,逐渐增加绕圈的范围。一开始强度不要过大,强度以不感到疼痛为宜。拆线后增加肩关节活动范围,如进行扩胸运动、叉腰侧弯运动等。

101 年轻乳腺癌患者可以考虑生育吗?

乳腺癌是女性最常见的恶性肿瘤,我国患者发病有年轻化趋势。研究发现,我国小于 35 岁的乳腺癌患者比例可高达 10%。乳腺癌综合治疗会对乳腺癌患者卵巢功能造成不同程度的损害,妊娠成为年轻乳腺癌生存者要面对的重要问题。据统计,美国约有 10%的乳腺癌患者术后有生育需求。

临床工作中,多项回顾性研究建议治疗结束两年以后可以考虑生育问题,主要是基于多数的肿瘤复发发生于治疗结束后的两年之内,尽量避开肿瘤复发的高峰期。一方面,化疗药物对卵巢功能造成一定损伤,尤其是烷化剂,需要较长的时间来恢复;另一方面,内分泌治疗期间不宜怀孕,需要停用内分泌药物,生育后继续补足内分泌治疗疗程。尽管在围妊娠期复发风险增加,但长期生存率并没有降低,甚至对部分患者可能有一定的保护作用。现有保护卵巢功能和生育能力的推荐方案为卵子及胚胎冷冻保存,其他

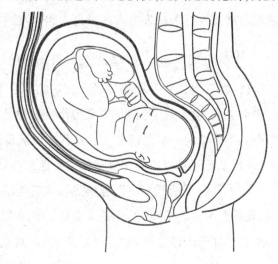

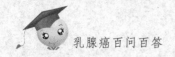
研究较多的方法有化疗期间的 GnRH 药物疗法、卵巢皮质切片冷存与移植等。

温馨提示

　　育龄期患者如有生育方面的要求，应尽早与医生沟通。选择以何种方式来保存生育能力，要综合年龄、经济情况、思想状态、家庭情况、肿瘤分型及分期、雌激素受体状态等多方面来考虑。目前中国尚无系统性年轻乳腺癌患者生育安全性的研究数据。乳腺癌患者一旦在妊娠期中复发、转移，可能带来严重后果，因此需要充分了解复发风险，评估妊娠过程的管理、治疗对胎儿的影响和后续的治疗方案等，还需要妇科、产科、辅助生育等多学科共同参与。

102 何为乳房重建(再造)?

　　乳房重建(再造)是指由于先天性或后天性的原因导致的女性乳房缺失而进行的乳房形态重塑,以达到女性患者形体缺陷修复和心理疾患治疗的目的,从而帮助女性乳房缺失患者恢复自信和重新融入社会。

103 乳腺癌患者为什么要进行乳房重建(再造)?

　　(1)乳房再造是乳腺癌患者全乳切除术后不可或缺的治疗环节。目前,在许多欧美发达国家,专门从事乳房修复重建的整形外科医师是乳腺疾病诊疗中心必不可少的一员,因此,这些国家的乳腺癌患者乳房重建率高达80%以上,体现了乳腺癌术后乳房重建的重要性和必要性。

　　(2) 乳房再造是提高乳腺癌患者术后生活质量的重要措施。大量研究证明,乳腺癌术后乳房重建,无论是对局部肿瘤复发率,还是对生存率进行比较,都不会增加癌肿带来的生存风险。同时,乳房重建能够显著提高患者术后的生活质量,不仅保证了患者形体的完整性,而且能够帮助患者恢复自信,重新融入社会生活。

104 乳腺癌术后乳房重建的最佳时机是什么时候?

根据乳房再造的时机不同,乳腺癌术后乳房重建包括即刻重建和延期重建。即刻重建是指乳腺切除手术同期进行的乳房重建手术,其适用于Ⅰ期、Ⅱ期以及部分Ⅲ期乳腺癌患者,具有减少手术次数、可选手术方式多、医疗费用低等优势。延期重建是全乳切除手术或乳腺癌根治术后经过一段时间后进行的修复重建手术,其可在完成放疗 12 个月后或者完成化疗 3~6 个月后进行。

温馨提示

所有要求乳腺癌术后乳房重建的患者,必须在肿瘤复发风险可控并且情绪、精神稳定的前提下接受乳房重建手术。

105 乳腺癌术后乳房重建的方式有哪些?

乳房重建的方式主要有 3 种:假体法、自体组织法、联合重建法。

假体法主要用于即刻乳房重建,或者乳腺切除术区即刻置入皮肤软组织扩张器,待放、化疗结束,术区瘢痕稳定后再植入假体以重建乳房形态,其具有手术时间短、无需供区、患者损伤小等优点。

自体组织法主要包括自体脂肪筋膜复合组织瓣(横行腹直肌皮瓣、腹壁下动脉穿支皮瓣、股深动脉穿支皮瓣、股薄肌皮瓣等)转移或移植,以及自体脂肪颗粒注射移植等方法,这种方法具有无异物排斥反应、再造乳房形态质地逼真、后期对称性和美学特征良好等优点。

联合重建法是应用假体和自体组织联合重塑乳房形态的方法,如背阔肌皮瓣或脂肪填充与假体联合的方法,因其具有假体和自体组织的共同优点而应用越来越广泛。

106 **即刻乳房重建手术有哪些优势？**

(1)即刻乳房重建能够减少手术次数和手术费用,患者术后满意度更高。

(2)即刻乳房重建由于保留了充足的皮肤组织以及乳头、乳晕组织(部分患者无法保留),受区仅仅需要皮下植入假体或者自体组织移植,从而使得再造乳房表面的皮肤甚至是乳头、乳晕与健侧乳房相比没有色差,美观依旧,同时减少了供区皮肤组织的采取。

107 **乳腺癌术后乳房重建的风险和并发症有哪些？**

除了外科手术都可能存在的麻醉意外、出血、损伤、感染等风险和并发症外,乳腺癌术后乳房重建手术根据手术方式的不同还存在一些特有的并发症。

(1)假体植入乳房重建的并发症:假体位置偏移或旋转、假体破裂或渗漏、假体包膜挛缩、假体表面皮肤变薄、假体脱出等。

(2)自体组织转移或移植乳房重建的并发症:皮瓣或移植脂肪存活不良甚至坏死、皮瓣萎缩导致双侧形态不对称、皮下瘢痕形成导致再造乳房变硬、供区切口瘢痕增生或继发畸形等。

108 **重建的乳房和健侧的乳房是一样的吗？**

如果术者经验丰富、技术娴熟,再造的乳房在形态上是能够与健侧的乳房对称和相似的,但前提是需要 2~3 次的修整手术和乳头、乳晕重建手术。但是,需要说明的是,重建的乳房不可避免地具有手术切口以及潜在的瘢痕增生风险。同时,再造的乳房是不具备泌乳功能的。

109 **乳房重建术前有哪些注意事项？**

(1)戒烟、戒酒 6 周以上。

(2)停用阿司匹林类药物 1 周以上。

(3)糖尿病、高血压等慢性病患者需要调整血糖、血压状态至接近正常水平。

110 **乳腺癌术后乳房重建需要做哪些术前检查？**

(1)完善常规术前检查。血尿常规、肝肾功能、心电图、胸片等。

(2)即刻重建术前需要通过影像学检查、病理学检查等尽可能确定乳腺肿瘤的形态、位置、病理学特征、腋窝状态等，以便于判断是否适合即刻乳房重建以及采用何种重建方式。

(3)二期重建术前需要通过乳腺癌相关检查，以确保患者经过乳腺切除术或根治术后综合治疗没有复发和转移的征象和风险，并且符合再造手术时机的要求。

(4)术前进行乳房形态评估和测量，选择合适的假体，标记自体组织供区。

(5)自体组织供区进行 CT 造影检查，以明确血管走行和血供状态。

111 **乳房重建术后有哪些注意事项？**

(1)假体植入重建术后应当佩戴弹力胸衣 3~6 个月，防止假体移位或旋转。

(2)腹部皮瓣(TRAM、DIEP)重建术后 1 个月内应避免用力咳嗽、用力排便等增加腹压的活动，以及减少腹部的运动，以利于切口愈合。

(3)腹部皮瓣重建术后应当佩戴弹力腰封 6 个月以上，抑制切口瘢痕增生。

(4)即刻乳房再造患者应当按期复查乳腺肿瘤状态(每 3 个月)，同时按期复查再造乳房形态(每 6 个月)。

(5)乳房重建术后 3~6 个月返院行乳头重建术，并可同期再造乳房修整手术。

112 **乳腺癌术后如何恢复患肢功能？我们还能做什么运动？怎样做运动？**

患肢功能的恢复主要通过患肢功能锻炼(又称徒手锻炼)的方式。其目的是通过训练关节活动，从而达到促进局部组织的血液循环及淋巴回流，可以达到预防和减轻肌肉萎缩、瘢痕硬化等并发症的目的。

(1)早期功能锻炼(带引流管期)。从术后到拔管期间大约一周左右，为避免发生积液、积血的情况，使皮瓣愈合良好，主要锻炼手指关节、腕关节及肘关节功能。

具体锻炼方式

- 握拳运动:五指用力伸直,再用力握拳。
- 转手腕运动:五指握拳,旋转一周,顺时针、逆时针交替做。
- 屈肘运动:五指握拳,用力屈肘至肩部再伸直。

(2)中期功能锻炼(拔出引流瓶 48 小时后,伤口无积液,皮瓣愈合良好)。

具体锻炼方式

- 上举运动:用健侧扶托患肢腕部,同时肘关节伸直做上举动作。
- 肩关节运动:手扶肩做旋转运动。
- 摸耳运动:用健侧扶托患肢肘部,患肢越过头顶尽量去摸对侧耳廓。
- 爬墙运动:将双手从胸前开始的高度放在墙面上,向上爬坡,直到腋下有牵拉感时再向下运动。

(3)后期患肢功能锻炼(中期患肢锻炼已掌握)。

具体锻炼方式

- 抱头运动:双手抱头,手肘向前加紧耳根,然后向两侧外展。
- 侧展运动:双臂自然放于身体两侧,从侧面上举至上臂贴近耳根。
- 后背手运动:用健侧手掌抵住患侧手掌向后展,肘关节伸直。

注意事项

功能锻炼是循序渐进的过程,应严格按阶段运动,逐步加强训练强度和适应程度,早期应注意伤口保护,避免患侧肩部外展,随时观察引流情况,如果引流颜色加深增多,应减少训练次数和频率。动作应到位,每次可配合富有韵律的音乐,每节操可做 4/8 拍,1 天做 3 次左右,可根据自己身体情况适当增加或减少次数。

乳腺癌患者在康复期应积极参加一些文体活动及社交活动,除了日常功能锻炼外,应积极进行晨、晚间锻炼,如散步、慢跑、太极拳、健身操、广场舞、短途旅游等,至于社交活动原则上没有禁忌,只要在自己能力、体力及精力允许范围内均可。

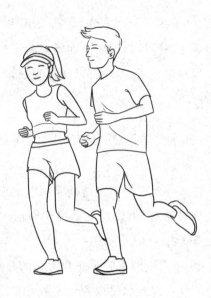

113 **义乳有必要佩戴吗？好处是什么？怎样选择合适的义乳？**

义乳，又称人工乳房，是乳腺癌患者做了乳腺切除手术后乳房的替代品。其制作材料为硅胶、矽胶等，可制成三角和水滴的形状，依据不同患者个体选择的不同型号来弥补乳房的缺失，通过特质的胸罩佩戴，可以重拾失乳女性的风采，帮助女性患者恢复生活自信。

佩戴义乳的好处

- 维持体型均匀对称(美观需要)。
- 减少因不相称姿势而引起的脊柱弯曲，以维持身体平衡(健康需要)。
- 提高自我形象及自信心(心理需要)。
- 义乳可缓冲外力直接作用在手术部位，有效保护胸部(安全需要)。

选择方法：乳腺癌患者应根据乳腺癌手术切除方式的不同，佩戴不同造型的义乳。义乳的选择、佩戴必须由专业人员根据患者手术部位和身材的不同进行选择。

义乳分为许多类型，不同类型的义乳，不仅重量不一样，穿戴后的效果也不尽相同。义乳使用的材料大多为医用硅胶，其柔软度、密度都与正常乳房非常相近，佩戴后形体活动也比较自然。义乳所用胸罩是根据乳腺癌术后特点而

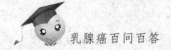

设计的胸罩,罩杯内有一个棉质的小布袋,可将义乳完全套入,并可以维持义乳于正常位置。若胸罩的肩带及背带加厚则佩戴后能减轻肩膀负担,较为舒适。试戴义乳时,患者最好带上紧身上衣,以便观察穿戴的效果。在伤口愈合后(一般是手术后 4~6 周)即可佩戴。

114 **什么是患肢水肿?怎样预防患肢水肿?术后一旦发生患肢水肿应该怎么办?**

患肢水肿指人体某部分由于淋巴系统缺陷引起淋巴液回流受阻、反流,导致肢体浅层软组织内体液集聚,继发纤维结缔组织增生、脂肪硬化、筋膜增厚及整个患肢变粗的病理状态。

在乳腺癌的治疗中,患侧上肢水肿是非常常见的并发症。术中腋窝淋巴结清扫及术后放疗是导致这一现象的主要原因。故此类患者多存在某种程度的上肢功能障碍、心理影响,进而引起生活质量下降。

温馨提示

测量上肢周径是最常见的评价淋巴水肿的方法,临床中主要将患侧上肢和健侧上肢进行比较,患侧上肢与术前同侧周径进行比较,来确定淋巴水肿是否存在。另外,还可能伴随相关的症状,如上肢沉重或发胀、疼痛、运动功能降低、无力及僵硬等。临床上以患者术前测量患侧肢体四围的数据作为正常值参考,方法是选择虎口、腕上一寸、肘下一寸及肘上四寸进行测量。

淋巴水肿的发生是一个缓慢的过程,短则数周,长则数年,下列方法可有助于预防和控制患者淋巴水肿的发生。

(1)不要戴过紧的首饰,不穿过紧的衣服,不戴过紧的手套。

(2)避免使用患侧背单肩包。

（3）避免内衣过紧，乳房切除术后适当使用适合的义乳。

（4）测量血压时使用健侧上肢。如果双侧均为患肢，则测量下肢腘动脉血压。

（5）规律锻炼但是不要使患肢过度疲劳。尽量避免肌肉过度牵拉。在进行锻炼前，首先应与医生、护士或康复训练师沟通，选择适合的运动方式和运动量，并且询问是否需要在运动中带袖套。

（6）不要在患肢进行肌肉、皮下、静脉注射，保护患肢免受外伤。

（7）不要用患肢提 5 千克以上的重物，尽量用健侧上肢或者双手交替提持。

温馨提示

如果在家发现患肢水肿，可用抬高患肢的方法缓解症状。患肢取平卧位，将患肢抬高，使患肢与身体呈 90°，利用重力的作用促进淋巴回流。一般轻度水肿的患者可逐渐恢复，如果还没有效果或逐渐加重应及时到医院就诊，请专业的医务人员给予处理。

115 术后能不能有性生活？需要避孕吗？

随着乳腺癌发病年龄的年轻化，经常会遇到这种提问。乳腺不仅是女性的第二性征，也是喂养婴儿和诱发兴奋的器官，也是性敏感区之一。乳房可使女性获得性刺激，也可以唤起男性的性欲，因此乳房被切除以后，对于夫妻来说会造成较大的心理压力，使女性的夫妻生活处于被动的地位。

造成女性性欲较低主要有两个方面原因。

（1）生理因素：患了乳腺癌以后，无论是接受手术治疗、化疗还是放疗，都会引起身体虚弱无力、精神倦怠、食欲减退等现象，在这种情况下，女性不会有性欲望。

（2）心理因素。由于担心性生活会促使乳腺癌的复发，也会产生对性生活的抗拒。从医学的角度来讲，夫妻之间融洽的性生活，不但可以加深夫妻的感情，同时还能怡心养性，有益身心健康，从而提高身体的免疫功能，对乳腺癌患者的预后更有益处。从临床患者观察，乳腺癌术后半年内绝对禁止性生活，有利于机体的康复，在术后的 1~3 年间，需根据身体状况，可以适当有性生活，最重要的是一定要做好避孕，待治疗结束，病情平稳 4~5 年后，可与主治医生商讨再行怀孕。

116 **患乳腺癌高危风险妇女包括哪些？预防乳腺癌如何自检？**

患乳腺癌高危风险的妇女如下。

● 家庭中有超过两位亲属在 50 岁之前患乳腺癌或卵巢癌；一位亲属既患有卵巢癌又患乳腺癌；一位亲属在 50 岁之前患双侧乳腺癌；一位男性亲属患乳腺癌。具备以上任意一个条件的女性均属于高危人群。

● 有胸部放疗史的女性。

● 基因检测或遗传危险度评估确定 BRCA1 等基因异常的女性。

● 曾经有过病理证实的小叶原位癌，或不典型增生，或外周导管内乳头状瘤的女性。

温馨提示

乳房自检的最佳时间：月经正常的妇女，月经来潮后第 9~11 天是乳房检查的最佳时间，此时雌激素对乳腺的影响最小，乳腺处于相对静止的状态，容易发现病变；绝经后妇女每个月第一天进行检查，每个月 1 次的定期检查能够动态观察乳腺变化；在哺乳期出现的肿块，如临床疑为肿瘤，断乳后再进一步检查。

自检步骤

- 视诊：站在镜子前，检查镜中的两侧乳房是否对称，大小是否相似，两侧乳头是否在同一水平上，乳头是否有回缩、凹陷，乳头、乳晕有无糜烂，乳房皮肤色泽如何，有无水肿和橘皮样变，是否有红肿等炎症表现，乳腺区浅表静脉是否曲张等，还必须同时注意乳头有无分泌或出血。两手向上举，再仔细观察乳房和乳头有无以上提及的变化

- 触诊：平卧于床上，用枕头或者毛巾折叠后垫于肩部下面，使肩部抬高。将手臂举过头，这样能使乳腺向胸壁移动，腺体平铺于胸壁，此时最容易检查。将左手手指并拢，平坦地放在右乳房表面，利用自己指端掌面触觉，轻柔地平贴着触摸乳房各部位。可以从"外上"开始，沿顺时针方向依次检查，仔细摸一遍。一般进行3圈即可全部检查完一侧乳房。用右手同样方法检查左侧乳房。

117 术后定期复查有必要吗？如何复查？

术后定期复查是很有必要的。乳腺癌的治疗是一个缓慢而循序渐进的过程。患者在术后需要进行内分泌治疗以防复发，还需要进行定期的复查，因为有一定的复发可能性，而且需要警惕转移。复查有利于及时了解病情变化，包括是否出现复发、是否出现新的肿瘤、是否出现治疗的毒副作用和并发症等。这些资料既为患者本身治疗措施的合理调整提供了依据，也为积累资料、推进医学发展提供了个案依据。因此，坚持规范地复查是一种利己利人的行为。

目前科技的进步已经大大推进了早期发现乳腺癌复发、转移灶和新癌灶的能力，而且这些病灶早一天发现，往往就意味着多一分治疗主动，多一次生存机会，多一点生活质量的保障。

已经有研究发现，一侧得了乳腺癌以后，对侧乳腺患癌的可能性也会增大。但双侧乳腺癌的预后并不是两侧乳腺癌复发危险的简单相加，而是主要取决于预后较差一侧的复发危险。所以如果争取早期发现对侧乳腺癌并进行及时、合理的处理，一般是不会明显增加生命危险的。这就是为什么一定要定期进行对侧乳腺 X 线检查、争取在不可触及阶段即发现对侧乳腺癌的根据。保留

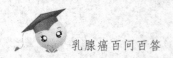

乳房治疗后患侧乳房内的复发与根治性手术后的局部复发也有很大区别,前者往往是局部问题, 及时用根治性手术处理仍然可以获得很好的长期预后;后者多数是全身性转移的一部分,治疗结果较差。根治性手术以后纯粹的局部复发虽然较少,但若能及时发现和处理,一般是不会构成生命危险的,因而早期发现的价值很大。这就是为什么要对胸壁进行详细的体检、并对腋窝进行超声检查的原因。

总体上讲,定期复查是非常有必要的。

一般为:两年以内,3 个月复查 1 次;2~5 年,半年复检 1 次;5 年以上,1 年复检 1 次。

复发患者的检查内容如下

- 病史及体格检查。
- 全血细胞计数(包括血小板计数)。
- 肝功能检查。
- 胸部影像学检查,如 X 线射片和(或)CT。
- 骨扫描。
- 对有症状骨及骨扫描异常的长骨、承重骨行 X 线射片检查。
- 考虑腹部 CT 或磁共振。
- 如有可能,对首次复发病灶活检。
- 如肿瘤 ER、PR 及 HER-2 状况未知,初次检查结果阴性或没有过表达,应考虑再次检查确定。
- 遗传性乳腺癌高危患者应进行遗传学咨询。

每位患者由于个体差异,每次检查的具体项目由主治医生确定,不必每项都检查。

118 乳腺癌术后患者在饮食上有什么注意事项?

饮食的基本原则:足量饮水,应每天至少饮水 1500~2000 毫升。

(1)饮食应遵循定时、定量、少食、多餐、多样化的原则,有计划地摄入足够的热量和营养。

(2)摄入足够的蛋白质,为了修复组织及再生组织的需要,增强机体免疫力。应增加蛋白质的摄入量,一般每日的蛋白应需 90~130 克,营养不良者每日需达到 100~200 克。例如,鸡蛋、海鱼、虾、蟹、田螺、泥鳅、鸡鸭、精瘦肉,适量摄入豆制品、新鲜奶制品等。

(3)以多样的谷物为主,粗细搭配,食品加工越粗,富含的营养就越多,应多吃全麦谷物制作的食物。淀粉类食物,例如山药、芋头等可提高机体免疫力,应多食用。

(4)吃新鲜的蔬果,一般颜色偏重的水果含有大量花青素,可激发身体的免疫活性。富含维生素 A、C、微量元素及大蒜素丰富的水果、蔬菜是具有抗癌效果的。维生素 A 含量高的食物有胡萝卜、豌豆苗、柿椒、芹菜、莴笋叶、红薯等;维生素 C 含量高的食物有荠菜、香菜、青蒜、柿椒、各种萝卜、圆白菜、绿豆芽、四季豆、番茄、冬笋、莴笋、香蕉、柑橘、柠檬、山楂、鲜枣、苹果、草莓、杏、猕猴桃等;微量元素含量丰富的食物有芝麻、葡萄、花椰菜等;大蒜素含量丰富的食物有大蒜、葱等。生食蔬菜和沙拉可以保存较多的营养元素,有利于人体吸收。

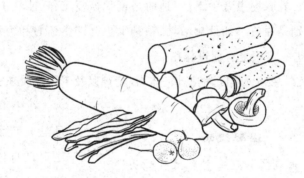

(5)适量食用一些动物内脏也可帮助补血,补充维生素等营养。

(6)多食菌类食物,香菇、蘑菇、冬菇和黑木耳等菌类食物,是一类值得推荐的营养食品。香菇不仅有良好的抗肿瘤作用,还能提高机体免疫力,起到抗病毒作用。黑木耳被誉为"素中之荤",具有滋养、益胃、活血、润燥的功效,是良好的养生食品,应经常食用。

(7)适量摄取坚果类食物,例如芝麻、南瓜子、花生等。

温馨提示

高脂饮食容易诱发乳腺癌的发生，脂肪中的类固醇可以在体内转变为雌激素，雌激素越多，癌变的概率越大，所以应控制脂肪的摄入。此外大量服用保健品并未证实能起到预防乳腺癌发生的作用，所以额外的保健食物应慎重选用。

(8)应以清淡易消化的食物为原则，在色香味上多下些工夫，可促进食欲。

(9) 应少食盐腌、烟熏、火烤、烤焖或焦化的食物。乳腺癌患者应忌食含激素、生长激素高的食物，例如蜂王浆、哈士蟆等食物，容易诱发乳腺癌的复发。

119 一般术后多久可以上班？

一般认为，乳腺癌患者手术后，适时适度地恢复工作，能从工作中获得愉快和欣慰，特别是通过参加社会活动，精神上也会产生信心和力量，转移注意力，对疾病的进一步康复有促进作用。

但恢复工作，要根据自己的病情、体力、精神以及工作性质来安排。一般认为，在手术后恢复6个月至1年后，病情基本稳定且身体状况良好，就可以恢复工作，避免过度劳累降低身体功能，可以先从半日工作开始，逐渐适应恢复正常工作。

温馨提示

消极地认为永远丧失工作能力，需要永远修养；或不顾自己的病情和身体条件硬撑着恢复工作，都是不恰当的。

120 乳腺癌术后生活方式应做哪些改变？

乳腺癌术后应调整不良的生活作息，养成健康的饮食习惯，缓解生活压力,保持良好的心态。

(1)保持轻松舒畅,是康复的前提,也是战胜癌症的精神支柱,一定要正确认识,对待癌症,尽快消除恐惧、抑郁等不健康的情绪,要精神振作、意志坚定,这样药物才能更好地发挥作用,自身的免疫系统才能更好地运转。

(2)积极配合治疗,出院后要了解医师的治疗方案,主动配合,及时反映治疗中的反应,使医生掌握病情变化,适时调整治疗方案和用药剂量,以收到最佳疗效。

(3)重新调整生活规律,患者生病后无论生理上、心理上都会发生很大变化,要重新建立生活规律,保证充足睡眠,每天 7~8 小时睡眠,中午适当午休 1 小时左右。

(4)适当增加营养,做到均衡膳食,这是健康的物质基础。

(5)养成良好的卫生习惯,术后 1 个月(伤口拆线后)即可淋浴,术区皮肤勿用手搓,勤换内衣,保持伤口处皮肤清洁干燥。

(6)坚持锻炼,这是康复体质的重要手段,可根据自己的病情选择适当的锻炼项目,循序渐进,持之以恒,使锻炼成为最大的乐趣。

(7)坚持做康复功能操,上午、下午、晚上各 1 次,这是患者功能锻炼和预防水肿的重要手段。

121 **乳腺癌患者还能结婚、生育、哺乳吗?术后化疗后能不能再生育?会不会遗传?**

癌症患者的婚姻除了爱情原则外,尚需考虑社会责任,因为结婚后,就会生育并承担抚养子女的责任,而癌症患者的后代发育是否正常,则必须认真考虑肿瘤与遗传的关系,凡已确诊为乳腺癌的未婚女性,应暂时不考虑结婚,应经治疗缓解或已经治愈后 5 年左右,患者病情稳定,再考虑结婚。这也是对自己、对后代负责的表现。临床资料证明,妊娠可以促使癌症的复发和转移,也给治疗带来很多困难,影响疗效。患者痊愈后,是否可以怀孕,应当经肿瘤科及妇科专家会诊,确实对身体健康没有影响,而且具有生育能力,可以考虑妊娠。

如果为妊娠早期乳腺癌患者应终止妊娠,先治疗乳腺癌。凡正在哺乳期发

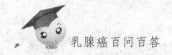
现患了乳腺癌的患者应终止哺乳,马上进行治疗。其原因在于:第一,肿瘤本身的生长,会夺去患者体内大量的营养物质;肿瘤的治疗措施,如放疗、化疗等对机体有不同程度的损伤,常常影响食欲,使体质在治疗期间有所降低,此时喂奶,必将增加患者的消耗,降低患者的体质。这样,一则患者吃不消,二则由于体质降低,肿瘤也更容易发展。第二,如已确诊,那么哺乳会促进垂体分泌催乳素。催乳素是一种能够促使乳腺癌生长的激素,催乳素增多也会促进癌症患者癌细胞的生长,特别是乳腺癌患者更应该警惕。临床资料证实,哺乳可以促进乳腺癌肿瘤的生长和扩散。

122 家庭成员该如何对患者进行心理疏导和日常照顾?

从获悉病情开始,到治疗至康复的整个过程中,患者时刻存在焦虑、抑郁、愤怒、恐惧等情绪障碍,而且会有不同的表现和原因,如果家属能从根本上解决这些不良的心理、情绪问题,患者的康复之路会顺畅得多。

在经过一系列治疗后,患者的身体会有一定的伤害,乳房缺失、形体改变及脱发引起的自尊心受损,会使患者变得自卑、多疑、敏感、胆怯,不敢出席公共场所,害怕被人指指点点,家庭生活、社会公众的角色的变化,让患者越来越回避家庭、社会,使人渐渐地与家庭、社会隔绝。这时,家人的鼓励是非常重要的,特别是丈夫的支持和理解,让其感受到爱的温暖,从而减轻心理负担。在妻子患病住院后家庭内部的各个角色需要重新调整,丈夫要承担起家务,减轻妻子的后顾之忧。同时,安排妻子的饮食,在探视时间,多抽出时间,陪伴在其身边,表现出要与之共患难的决心,从而坚定妻子战胜疾病的信心,同时要耐心听取妻子的倾诉,当妻子发脾气时,应表示关切,了解是什么原

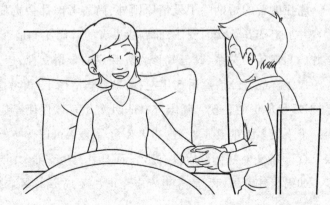

因引起情绪的波动,若妻子表示不需要别人帮助时,应注意是真不需要还是有其他消极想法,要尽量体贴、爱抚妻子。丈夫需知道,对患者来说,夫妻间的情爱是任何爱都不能替代的,这种爱是帮助患者战胜癌魔强而有力的武器。

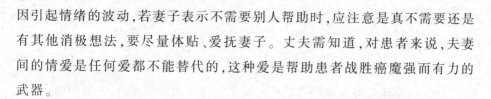

123 乳腺癌会不会传染?

乳腺癌和其他癌症一样,迄今还未找到会传染的证据。尽管在小白鼠乳腺癌高发群的雌鼠乳汁中发现有毒颗粒,并会通过哺乳途径传给后代而致癌,甚至在乳腺癌高发的妇女人群的乳汁中也曾分离出类似的病毒颗粒,但流行病学调查不支持人类中病毒会传染乳腺癌的观点。数十年来的乳腺癌患者密切接触的医务人员也未见乳腺癌发生率与普通人群有明显差别。

所谓传染,其实就是某个疾病从一个人身上通过某种途径传播到另一个人身上。传染必须具备 3 个条件,即传染源、传播途径及易感人群,三者缺一不可。临床资料证明,癌症患者本身并不是传染源。此外,目前世界上未将癌症列为传染病,收治患者也没有采取像传染病那样的隔离措施。

所以害怕乳腺癌会传染,甚至采取某些隔离措施都是毫无根据的。

124 情绪对乳腺癌发生和康复有何影响? 常用的缓解压力的方法有哪些?

根据临床医学研究发现,长期情绪低落的女性患乳腺癌的概率要比情绪稳定的人高得多,特别是那些处在更年期的女性。如果长期受不良情绪的刺激,如紧张焦虑、孤独压抑、悲哀忧伤、苦闷失望及急躁恼怒等情绪,易发生内分泌紊乱,引起生理环境失调,导致免疫力下降,而使乳腺癌发生率升高。

积极、乐观、向上的情绪对乳腺癌康复是十分重要的,在临床工作中,我们看到在同一医疗条件下,如果乳腺癌患者有着与疾病做斗争的坚强意志,往往疗效要比那些被癌症吓得不知所措的患者要好得多。如果乳腺癌患者在精神上被摧垮,即使再好的治疗也是枉然的。同时,正确及时的诊

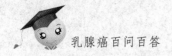

疗,在取得较好疗效的情况下,又会反过来使乳腺癌患者对康复充满信心,增强斗志。

常用的缓解压力方法如下。

(1)找一位知心好友说出自己内心的恐惧和压力,多与医护人员沟通。

(2)深呼吸是减压最简单、最直接的方法,是非常有效的。

(3)跑步或者步行20~30分钟,使全身放松,紧张压力将随之缓解。

(4)洗热水澡,可以促进血液循环,使肌肉松弛,减轻压力。

(5)唱歌及倾听轻音乐,借以抒发心情。

(6)放松疗法是一种很好的解压方式,它又称松弛疗法,是按照一定的练习程序,学习有意识地控制和调节自身的心理、生理活动,以达到降低机体唤醒水平,改善机体功能紊乱的心理治疗方法。它有许多具体的方法,例如渐进性肌肉放松、松弛想象训练、气功疗法等,另外印度的瑜伽术、日本的坐禅等都是以放松为主要目的的自我控制训练,其共同特点是松、静、自然。

125 **乳腺癌患者术后康复期保持充足睡眠有何意义?如何应对入睡困难?**

乳腺癌患者术后常因乳房缺如、放疗及化疗不良反应等导致睡眠紊乱,不仅影响体力和精力的恢复,还会出现很多不良后果,如注意力不集中、精神不振等睡眠时机体的生理活动降低,意识、感觉和对外反应均减弱,从而得到全身肌肉放松和休息,使体力得到恢复,酣睡时机体分泌大量激素还能使组织创伤修复愈合。

应对入睡困难可以参照以下方法

● 保持休息环境安静和谐,除去噪声,调节光线,适当通风。

● 热水泡脚或少量饮用热饮料。

● 采取舒适体位。

● 听舒缓的音乐。

● 全身放松法:心平气和,躺下后用心理暗示引导从头发、眉毛、眼皮、面部、肩部一直到脚趾依次逐步放松。

● 按摩法:经常用右手搓左足掌心,左手搓右足掌心。